Vegan in 7 Schritten

Dringend benötigtes Praxiswissen für den richtigen und dauerhaften Umstieg auf eine gesunde, pflanzenbasierte Ernährung.

Martin Hoffmann

© Copyright 2021 - Alle Rechte vorbehalten.

Der in diesem Buch enthaltene Inhalt darf ohne direkte schriftliche Genehmigung des Autors oder Herausgebers nicht reproduziert, vervielfältigt oder übertragen werden.
Unter keinen Umständen wird dem Verlag oder Autor die Schuld oder rechtliche Verantwortung für Schäden, Wiedergutmachung oder finanziellen Verlust aufgrund der in diesem Buch enthaltenen Informationen direkt oder indirekt übertragen.

Rechtliche Hinweise:
Dieses Buch ist urheberrechtlich geschützt und nur für den persönlichen Gebrauch bestimmt. Ohne die Zustimmung des Autors oder Herausgebers darf der Leser keinen Inhalt dieses Buches ändern, verbreiten, verkaufen, verwenden, zitieren oder umschreiben.

Haftungsausschluss:
Die in diesem Dokument enthaltenen Informationen dienen nur zu Bildungs- und Unterhaltungszwecken. Es wurden alle Anstrengungen unternommen, um genaue, aktuelle, zuverlässige und vollständige Informationen zu liefern. Es werden keine Garantien jeglicher Art erklärt oder impliziert.

Die Leser erkennen an, dass der Autor keine rechtlichen, finanziellen, medizinischen oder professionellen Ratschläge erteilt. Durch das Lesen dieses Dokuments stimmt der Leser zu, dass der Autor unter keinen Umständen für direkte oder indirekte Verluste verantwortlich ist, die durch die Verwendung der in diesem Dokument enthaltenen Informationen entstehen, einschließlich, aber nicht beschränkt auf Fehler, Auslassungen oder Ungenauigkeiten.

Inhaltsverzeichnis

Inhaltsverzeichnis iii

Einleitung 1
   Vegan, gesund und bewusst..2
   Ernährungsform für die ganze Familie 3
   Was Ernährungsexperten über vegane Ernährung sagen........ 4
   DGE-Richtlinien der veganen Ernährung.....................................5
   Veganismus und seine Geschichte..9
   Schluss mit Klischees und Vorurteilen 12

Warum vegan?... 17
   Motivation Gesundheit: Vorteile der veganen
   Ernährung für Körper und Geist...18
   Ethische Entscheidung - Umwelt und Tier zuliebe 22
   Religiöse und spirituelle Gründe..24
   Vegane Mode und Nachhaltigkeit..26

Schritt 1: Die Grundlagen kennen und sich informieren.....29
   Vorteile der veganen Ernährung..29
   Krebsvorsorge mit veganer Küche...32
   Therapie von Krankheiten: Naturheilverfahren
   Veganismus..35
   Gewicht verlieren: Ja, das geht mit veganer Ernährung.......37
   Spielt das Geschlecht eine Rolle bei der veganen
   Ernährung?..41
   Vegane Ernährung in der Schwangerschaft................................42

Schritt 2: Den Umstieg einleiten 47
Wie beginnen: Komplett umsteigen oder lieber langsam umstellen? 47
Vorbereitung: Alternativprodukte, Planung und Rezeptideen 49
Worauf bei der veganen Ernährungsumstellung achten? 51
Nützliche Praxistipps für den langsamen Einstieg 53

Schritt 3: Die richtigen Lebensmittel 57
Die vegane Lebensmittelpyramide 58
Obst und Gemüse 61
Vollkornprodukte und Getreide 70
Hülsenfrüchte und Nüsse 76
Fleischersatz: Soja und Tofu in der veganen Küche 85
Milchprodukte-Ersatz: Mandelmilch, Cashewkäse und Co. 92
Omega-3-Fettsäuren für Veganer 94
Vegane Superfoods 97
Weniger geeignete Lebensmittel für Veganer 102

Schritt 4: Richtig Einkaufen 105
Die besten Einkaufstipps für die vegane Ernährung 105
Auf Lebensmittelzusatzstoffe achten 107
Einkaufs-Apps für Veganer 109

Schritt 5: In den Alltag integrieren 111
Vegane Familie und Kinder: Worauf zu achten ist 112
Vegane Ernährung im Berufsalltag 116
Vegan im Restaurant 117
Vegane Tipps für Partys und Feste 118
Protein-Empfehlungen und Eiweißverzicht: Stellt das ein Problem dar? 120

Schritt 6: Sich durch Schwierigkeiten nicht abbringen lassen 125
Mögliche Nachteile der veganen Ernährung 126

    Thema Nährstoffe: Welche
    Nahrungsergänzungsmittel sind sinnvoll?........................ 127
    Kosten veganer Ernährung 131

Schritt 7: Langfristig vegan leben 135
    Kreative Ideen für die vegane Küche.............................. 135
    Veganes Familienleben organisieren 139
    Fasten und vegane Ernährung... 141
    Vegane Lebensweise – mehr als nur eine
    Ernährungsform.. 143

Noch ein paar praktische Tipps für den Alltag 147
    Sind Ausnahmen bei der veganen Ernährung erlaubt?..... 147
    Flexibel bleiben ist das Stichwort 148
    Obst und Gemüse richtig lagern...................................... 150
    Souverän mit Vorurteilen und Kritik aus dem
    Umfeld umgehen.. 151
    Vegane Food-Blogs für leckere Rezepte 153

Schlusswort 159

Quellen und weiterführende Literatur..............................161

Einleitung

Eine bewusste Ernährung ist ein wichtiger Bestandteil für Körper, Geist und Seele. Wer sich oft müde, energielos und abgeschlagen fühlt, der ernährt sich wahrscheinlich nicht richtig. Doch selbst wer sich dessen bewusst ist, eine alternative Ernährung scheint auf den ersten Blick oft schwer umsetzbar zu sein. Die Unzufriedenheit wächst. Dabei ist es leicht, sich etwas Gutes zu tun. Mit ein paar kleinen Änderungen in der Ernährung lässt sich der Idealzustand erreichen. Eine Möglichkeit ist die vegane Ernährung.

Vegane Ernährung ist eine Ernährungsform, die auf tierische Inhaltsstoffe verzichtet. Sie liegt im Trend und ist in aller Munde. Vor ein paar Jahren rankten sich noch viele Klischees und Vorurteile um diese Ernährungsweise. Veganer wurden müde belächelt, ausgelacht oder für verrückt erklärt. Mittlerweile ist die vegane Ernährung aber gesellschaftsfähig und anerkannt. Ernährungsexperten sehen keine Hindernisse, sich fleisch- und milchfrei zu ernähren. Studien belegen vielfach die positiven Effekte für die Gesundheit, den Geist und die Fitness. Darüber hinaus bedeutet vegan zu essen, auch vegan zu leben. Denn längst ist Veganismus zu einem kompletten Lifestyle geworden.

Wer sich für Veganismus interessiert und sich bewusster und gesünder ernähren möchte, findet in diesem Buch viele hilfreiche Einsteigertipps sowie eine Schritt-für-Schritt-Einführung in die vegane Ernährung. Zudem verrät das Buch leckere vegane Zutaten, gibt vegane Kochideen und zeigt, wie an die Ernährungsumstellung kreativ herangegangen werden kann. Darüber hinaus erhalten die Leser ein fundiertes Basiswissen. Da die vegane Küche grundsätzlich für jeden Menschen geeignet ist, kann sie auf die ganze Familie ausgeweitet werden. Die Vorteile der Ernährungsumstellung sind so groß, dass sich selbst Skeptiker in der Familie für eine vegane Lebensweise entscheiden dürften. Zumal Fleischliebhaber auf viele Alternativen wie köstlichen Fleischersatz in Form von Soja oder Tofu zurückgreifen können.

Warum also nicht den Einstieg in die vegane Ernährung wagen? Die folgenden Tipps und Empfehlungen erleichtern den Umstieg und helfen, die vegane Ernährungsform alltagstauglich zu gestalten.

Vegan, gesund und bewusst

Ganz und gar nicht unrealistisch lässt sich die vegane Küche in den Alltag integrieren. Sie sorgt für Abwechslung und Lust, Neues auszuprobieren. Die Gerichte lassen sich leicht zubereiten, sind dabei köstlich und ausgewogen, sodass die Freude beim Kochen zurückkommt. Vor allem verbessern sich mit der veganen Ernährung die bekannten Alltags-Wehwehchen wie Müdigkeit, ständiges Krankheitsgefühl, Abgeschlagenheit und Unzufriedenheit. Aber auch Übergewicht, ein dicker Bauch, Fettpölsterchen und Doppelkinn können mit veganer Küche der Kampf angesagt werden. Ein weiterer Vorteil ist, dass Veganismus ein achtsames und bewusstes Leben mit sich bringt. Denn es wird nicht nur für sich selbst etwas Gutes getan, sondern auch für die Umwelt. Das kann einer der Gründe sein, sich für die vegane Ernährung zu entscheiden. Denn für viele Menschen ist Veganismus nicht nur eine Ernährungsform, sondern ein ethisch motivierter Lifestyle, mit dem der Tierschutz sowie die Umwelt aktiv unterstützt werden können und sich für Nachhaltigkeit sorgen lässt. Die pflanzliche Ernährung verbessert darüber hinaus das ganzheitliche Körperbewusstsein. Sie lässt sich bei vielen chronischen Krankheiten und schweren Erkrankungen unterstützend und heilfördernd einsetzen.

Wer die vegane Ernährung ausprobiert, wird mehr Energie und Lebenslust verspüren und sich wohler, fitter und gesünder fühlen.

Ernährungsform für die ganze Familie

Die vegane Ernährungsform eignet sich für die ganze Familie. Darüber hinaus lernen Kinder durch die Ernährungsumstellung Achtsamkeit und Respekt für sich selbst und ihren Körper, aber auch gegenüber anderen Lebewesen.

Wer auf seine Gesundheit und die seiner Familie achten will und auf eine verantwortungsvolle Lebensweise Wert legt, der ist mit der veganen Ernährungsform auf dem besten Weg dorthin. Veganismus ist der Grundstein für eine lebenswerte Zukunft. Wer umdenkt und mit gutem Beispiel vorangeht, trägt zu einer klimafreundlichen, nachhaltigen und tierfreundlichen Lebensweise bei.

Da die Zubereitungsmöglichkeiten sehr vielfältig sind, wird die Familie überrascht sein, wie lecker und sättigend veganes Essen sein kann. Gemeinsam lässt sich mit der veganen Ernährung Neues und Ungewöhnliches entdecken. Denn auch vor exotischen Gerichten macht diese Küche nicht halt. Das Buch soll Familien Mut machen, die vegane Küche auszuprobieren. Entgegen weitläufiger Meinungen, dass diese Ernährungsform zeitaufwendig und kompliziert sei, lässt sich die vegane Küche absolut alltagstauglich gestalten und in den täglichen Familienablauf integrieren.

Die vegane Ernährung unterstützt eine positive Lebenseinstellung in der Familie. Körperlich und seelisch tut sie einfach gut. Auch ist sie nicht gesundheitsgefährdend!

Was Ernährungsexperten über vegane Ernährung sagen

Kein Fleisch, kein Fisch, keine Eier, keine Milchprodukte, kein Honig. Lebensmittel, die von Tieren stammen sowie jene mit tierischen Inhaltsstoffen sind in der veganen Ernährung tabu. Kann sie dadurch gesund sein? Sie ist jedenfalls gesünder als eine fleischlastige Ernährungsweise. Vorausgesetzt, es wird auf einen abwechslungsreichen, vitaminreichen und nährstoffreichen Speiseplan geachtet. Wer trotz veganer Kost reichlich Junkfood, Weißmehl und Industriezucker zu sich nimmt, der lebt nicht unbedingt gesünder als ein Allesesser.

Ist die vegane Ernährungsweise vollwertig, variantenreich und basiert zum großen Teil auf Früchten, Gemüse und Getreidepflanzen, dann hat sie einen sehr positiven Einfluss auf die Gesundheit. Ernährungsexperten bestätigen das. Unter anderem zeigt eine wegweisende wissenschaftliche Untersuchung von T. Colin und Thomas M. Campbell die vielen positiven Effekte des Veganismus auf. Die beiden Professoren analysierten in einer groß angelegten Beobachtungsstudie das Ernährungsverhalten von Chinesen. Diese Studie zeigt dabei die Zusammenhänge zwischen tierischem Eiweiß und zahlreichen Zivilisationskrankheiten auf. Sie kommt zu dem Schluss, dass es sinnvoll ist, den Konsum von tierischem Eiweiß zu verringern oder ganz zu meiden. Auch wenn sie von einigen kritisiert wird und Fehler in der statistischen Auswertung aufweisen soll, mindert das die Aussagekraft der Untersuchung nicht. Sie plädiert für eine pflanzenbetonte Vollwertkost (im Optimalfall vegan), die auf ballaststoffreichen, regionalen Lebensmitteln beruht.

Auch ist unumstritten, dass der Einfluss der veganen Ernährung auf die Lebensdauer immens ist. Der deutsche Ernährungswissenschaftler und Mikrobiologe Prof. Claus Leitzmann von der Universität Gießen belegte, dass Veganer länger und gesünder leben und seltener an Krebs und anderen Krankheiten leiden würden. Auch das Krebsforschungszentrum in Heidelberg konnte nachweisen, dass Menschen, die auf Fleisch verzichten, eine höhere Lebenserwartung haben. Das Tumorzentrum in München kam in einer Studie sogar zu dem Ergebnis, dass Vegetarier und Veganer ein geringeres Risiko haben, an Tumoren zu erkranken, und diese Ernährungsform die Lebenszeit von Krebspatienten um bis zu vier Jahre verlängern kann. Hier lassen sich noch viele weitere Studien-Beispiele und positive Aussagen renommierter Institutionen nennen. Generell sind sich Ernährungsexperten mittlerweile einig, dass Fleisch, Fisch, Eier sowie Milchprodukte nicht auf dem Speiseplan stehen müssen. Nach Einschätzung von Ernährungsberatern gibt es heute zudem ausreichend Informationsmaterial, das über mögliche Nährstoffmängel einer rein pflanzlichen Ernährung aufklärt. Das Klischee, dass vegane Ernährung ungesund und riskant sei, lässt sich dank der aktuellen Studienlage und aufgrund der zunehmenden Aufklärung nicht mehr aufrechterhalten. Wer sich für Veganismus interessiert und bereit ist, sich ein bisschen damit zu beschäftigen, wird völlig gesund leben. Und dafür muss man kein Ernährungs-Guru sein. Laut dem Deutschen Vegetarierbund ist die Zahl der Veganer auf etwa 1,3 Millionen angewachsen. Tendenz steigend.

Das negative Bild über die vegane Ernährung hat sich stark gewandelt. Wissenschaftler und Experten rufen zu einem Umdenken in der Forschung und an Hochschulen auf. Denn es gibt immer mehr Menschen, die bewusst auf Fleisch und tierische Produkte verzichten.

DGE-Richtlinien der veganen Ernährung

Viele nationale Ernährungsgesellschaften haben in den letzten Jahren konkrete Positionspapiere zu veganer Ernährung veröffentlicht. In den meisten Ländern äußern sich die Gesellschaften positiv darüber. Die Deutsche Gesellschaft für Ernährung e. V., kurz DGE, hielt sich am Anfang noch ein bisschen zurück. Sie veröffentlichte im Jahr 2016 ein Positionspapier, in dem sie die vegane Ernährung folgendermaßen zusammengefasst hatte:

„Bei einer rein pflanzlichen Ernährung ist eine ausreichende Versorgung mit einigen Nährstoffen nicht oder nur schwer möglich. Der kritischste Nährstoff ist Vitamin B12. Zu den potenziell kritischen Nährstoffen bei veganer Ernährung gehören außerdem Proteine bzw. unentbehrliche Aminosäuren und langkettige Omega-3-Fettsäuren sowie weitere Vitamine (Riboflavin, Vitamin D) und Mineralstoffe (Kalzium, Eisen, Jod, Zink, Selen). Für Schwangere, Stillende, Säuglinge, Kinder und Jugendliche wird eine vegane Ernährung von der DGE nicht empfohlen."

Mittlerweile hat die DGE mehrere Ergänzungen hinzugefügt. Unter anderem geht aus einer Stellungnahme des Jahres 2020 Folgendes hervor:

„Die anthropometrischen Daten zeigen, dass Kinder von vegan lebenden Schwangeren bei der Geburt bzw. vegan ernährte Kinder in den ersten Lebensjahren teilweise kleiner und leichter waren als omnivor ernährte Kinder, die Werte aber meist im normalen Bereich lagen. Die Lebensmittelauswahl der vegan ernährten Kinder zeigte einen höheren Ballaststoffgehalt und einen geringeren Anteil an zugesetztem Zucker, was ernährungsphysiologisch positiv zu bewerten ist."

Somit nimmt die DGE aufgrund neuer Studienerkenntnisse frühere Aussagen zurück. Eine vegane Ernährung für Kinder, Stillende und Schwangere ist als positiv anzusehen.

Die Österreichische Gesellschaft für Ernährung (ÖGE) stimmt der DGE zu, erwähnt aber noch weitaus positivere Effekte zur veganen Ernährung. Das wohl positivste Positionspapier stammt von der amerikanischen Academy of Nutrition and Dietetics, kurz AND. Sie hält die vegane Ernährung in allen Lebensphasen und Altersklassen für gesund:

„Die Position der Academy of Nutrition and Dietetics ist es, dass gut geplante vegetarische Ernährungsformen, inklusive streng vegetarischer oder veganer Ernährungsformen, gesund und nährstofftechnisch angemessen sind sowie Gesundheitsvorteile bezüglich der Behandlung und Prävention von gewissen Gesundheitszuständen haben können. Gut gestaltete vegetarische Er-

nährungsformen sind für Menschen während aller Lebensabschnitte, inklusive Schwangerschaft, Stillzeit, Säuglingsalter, Kindheit und Jugend, sowie für SportlerInnen geeignet."

Eine klare Ablehnung zur veganen Ernährung gibt es eigentlich von keiner Ernährungsgesellschaft. Die DGE hat den Ruf, in ihren Stellungnahmen vorsichtiger zu sein. Der Grund ist, dass sie befürchtet, Nährstoffe könnten in der Lebensmittelwahl bei vielen Veganern zu kurz kommen. (Das muss aber nicht sein. Im Laufe des Buches wird aufgezeigt, dass sich wichtige Nährstoffe über die vegane Nahrungszufuhr abdecken lassen.) Dennoch erkennt auch die DGE die positiven Effekte sowie die Studienergebnisse zu Veganismus an. Auf ihrer Homepage finden sich umfangreiche Berichte und Informationen zu veganer Ernährung, die insgesamt positiv ausfallen, auch wenn die Zusammenfassung des Positionspapiers das auf den ersten Blick nicht vermuten lässt.

Solange essenzielle Nährstoffe bedarfsgerecht zugeführt werden, wirkt sich die vegane Ernährung nicht ungünstig auf die Gesundheit aus. Menschen, die sich für ein veganes Leben entscheiden, sollten dementsprechend ihre Ernährung gut planen. Im Mittelpunkt steht hier die ausreichende Aufnahme von Vitamin B12 sowie eine regelmäßige Kontrolle der B12-Werte. Darauf wird im Buch später noch ausführlich eingegangen.

Der vegane Ernährungsteller vs. DGE-Ernährungsteller

Um weitere Bedenken zur veganen Ernährung zu beseitigen, wird der DGE-Ernährungsteller mit dem veganen Ernährungsteller verglichen. Die Ergebnisse sind erstaunlich.

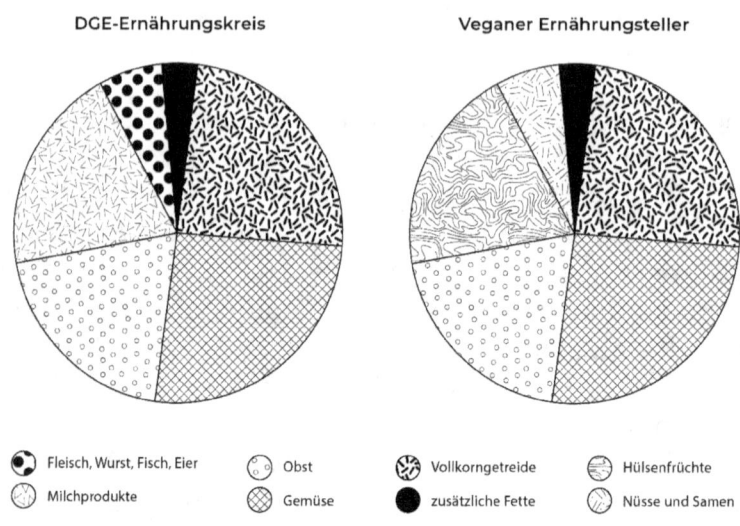

Abbildung 1: Ernährungsteller im Vergleich

Der vegane Ernährungsteller ist zu 75 Prozent identisch mit dem normalen DGE-Ernährungskreis. Der einzige Unterschied besteht darin, dass dieser auch Fleisch, Wurst, Fisch, Eier, Milch und Käse enthält. Tierische Produkte werden beim veganen Ernährungsteller durch Nüsse, Samen, Soja und Hülsenfrüchte ersetzt. Der Vergleich zeigt, dass die vollwertige vegane Ernährung eine hohe Deckungsgleichheit mit den Empfehlungen der DGE für Mischkost hat. Zumal die DGE überwiegend pflanzliche Lebensmittel empfiehlt. Und zwar: 30 Prozent Vollkorngetreide, 26 Prozent Gemüse, 17 Prozent Obst, zwei Prozent Fette. Die Fette müssen und sollten zudem nicht tierischer Herkunft sein. Die restlichen 25 Prozent, die bei der DGE-Empfehlung durch Milchprodukte, Eier und Fleisch gedeckt werden sollen, lassen sich in der veganen Ernährung problemlos durch pflanzliche Ersatzprodukte und Fleischersatz decken.

Eine Erklärung der veganen Ernährung mit den richtigen Zutaten stellt das Buch ausführlich vor.

Veganismus und seine Geschichte

Nichts zu essen, was nicht vom Tier stammt oder aus Tieren gewonnen wird, ist kein Trend des 21. Jahrhunderts. Die Wurzeln des Vegetarismus und des Veganismus gehen bis zu den Anfängen der Menschheit zurück. Vor vielen Millionen Jahren ernährten sich die frühen Vorfahren des Menschen überwiegend bis ausschließlich pflanzlich. Das änderte sich erst zur Zeit der Sammler und Jäger. Ab diesem Zeitpunkt wurde Fleisch ein Bestandteil der Kost. Dennoch finden sich in der Geschichte immer wieder Hinweise auf vegetarische bzw. vegane Lebensweisen. In der griechischen Antike entschied man sich das erste Mal aus ethischen Erwägungen für eine rein pflanzliche Ernährung. Und zwar war es der Philosoph Pythagoras, der um 570 bis ca. 500 vor Christus aus Überzeugung dem Verzehr von Fleisch abgeschworen hatte. Er gilt als Begründer des ethischen Vegetarismus, da er auch Tieropfer ablehnte. Es ist bekannt, dass er mit seinen Lehren viele Zeitgenossen beeinflusst hat, die sich daraufhin ebenfalls vegetarisch und vegan ernährten. Seine von ihm gelebte pflanzliche Ernährung war als Pythagoräismus bekannt.

Wer etwas recherchiert, findet zudem Hinweise darauf, dass in Religionen wie dem Hinduismus, Jainismus und Buddhismus – aufgrund von Buddha, Laotse und Konfuzius – der Verzehr von getöteten Tieren und Tierprodukten abgelehnt wird. Das Prinzip, keinem Lebewesen Schaden zuzufügen, sowie der Glaube der Seelenwanderung und Wiedergeburt sind Gründe für den geschichtlichen Veganismus in der Religion. Auch anderswo fanden sich Gruppen von Menschen, die sich ausschließlich pflanzlich ernährten. Quellen zufolge gab es im 6. Jahrhundert v. Chr. in der Orphik Konzepte für eine fleischlose Ernährungsweise. Die Orphik war eine Mysterien- und Erlösungsreligion. Sie stellte die Enthaltsamkeit in allen Lebensbereichen in den Mittelpunkt des Glaubens. Den Orphikern war es nicht gestattet, Fleisch und Eier zu essen. Zudem durften sie keine Wolle tragen.

- Das Wort Vegetarismus taucht das erste Mal im Jahr 1850 im Sprachgebrauch auf. Es wird angenommen, dass der Begriff sich von den lateinischen Wörtern „vegetare" (= beleben) und vegetus (= frisch, lebendig) ableitet. Seit 1880 ist das Wort im deutschen Sprachraum offiziell die Bezeichnung für eine fleischlose Kost. Der Begriff „vegan" geht auf Donald Watson zurück. Der Brite war ein milchfreier Vegetarier und organisierte in den 1930er- und 1940er-Jahren Treffen mit Gleichgesinnten. Später gründete er die Vegan Society und die Zeitschrift „The Vegan News". Das Wort „vegan" bildete er aus den Anfangs- und Endbuchstaben von „ve-getari-an".
- Der Begriff Veganismus ist weltweit seit 1944 existent. Davor wurden vegan lebende Menschen den Vegetariern zugeordnet. Zum Teil wird sogar noch heute Veganismus als Sonderform des Vegetarismus angesehen.
- Der berühmte Arzt Hippokrates wies in der Antike bereits auf die negativen gesundheitlichen Folgen des Fleischkonsums hin und verordnete Obst und Gemüse, Vollkornbrot und Wasser. Seine Ernährungsempfehlungen gelten bis heute.

Im Mittelalter war über Vegetarismus und Veganismus kaum etwas bekannt. Erst nach dieser Epoche wurde pflanzliche Kost durch Leonardo da Vinci (1452–1519) wieder zum Leben erweckt. Zwei Jahrhunderte später war der Händler Thomas Tryon größter Fürsprecher der fleischlosen Ernährung. Er schrieb sogar zahlreiche Bücher über die vegetarische Kost. Auch drückte er immer wieder sein Mitgefühl für die Tiere aus. Der nächste prominente Vegetarier war Jean-Jacques Rousseau (1712–1778). Er propagierte pflanzliche Kost wie kein anderer zu dieser Zeit.

Richtig populär wurden Vegetarismus und Veganismus erst ab dem 19. Jahrhundert. Die größte Resonanz gab es im angelsächsischen Raum. Eine Ernährung auf pflanzlicher Basis galt plötzlich als gesund. Der Philosoph Amos Bronson Alcott (1799–1888) gründete in Boston mit der Temple School die erste vegane Schule. Dort lebten Lehrer und Schüler vegan.

In Deutschland entwickelte sich etwa zur gleichen Zeit durch Heilpraktiker und Homöopathen wie Samuel Hahneman, Christoph Wilhelm Hufeland oder Theodor Hahn eine Akzeptanz für die vegetarische/vegane Küche. Die erste vegetarische Vereinigung wurde 1867 in Nordhausen gegründet. Das erste vegetarische Restaurant in Deutschland wurde im Jahr 1871 in Bayreuth eröffnet, und zwar vermutlich mithilfe des berühmten Komponisten Richard Wagner (1813–1883).

Nach dem Ende des Zweiten Weltkriegs hörte die Popularität um diese Ernährung auf. In den 1950er-Jahre wurden Vegetarier und Veganer nicht nur belächelt, sondern sogar verspottet. Sie galten als irregeleitete, verrückte, schwache, kränkliche sowie mangelernährte Personen, die, obwohl genügend Tierprodukte zur Verfügung standen, auf Fleisch verzichteten. Man muss bedenken, dass zu Kriegszeiten die Lebensmittel knapp waren und viele Menschen unter Hunger litten. Zwar plädierte der Club of Rome ab den 1970er-Jahren für eine nachhaltige Zukunft der Menschheit und des Planeten und machte auf die Grenzen des Wachstums, die Ressourcenverschwendung in der Fleischproduktion sowie die Bedrohung des Ökosystems aufmerksam. Dennoch wurden – vor allem durch die Medien forciert – Vegetarier und Veganer weiterhin als sentimentale Tierliebhaber, die sich selbst Zwänge auferlegen, abgestempelt. Sie riefen überall viel Misstrauen hervor. Zumal auch die Wissenschaft noch nicht auf dem heutigen Stand war und eine Ernährung ohne tierisches Protein als undurchführbar und ungesund erklärte. Hinzu kam, dass viele Menschen, die sich pflanzlich ernährten, plötzlich auch politisch aktiv waren. Vor allem im Umweltschutz und der Ökologiebewegung. Mitte der 1990er-Jahre entstand eine starke Tierrechtsbewegung. Deren Anhänger ernährten sich vegan. Veganismus wurde deshalb von Außenstehenden als politischer Aktivismus angesehen. Erst in den letzten 20 Jahren gab es ein Umdenken. Der Konsum pflanzlicher Nahrung wurde wieder populärer. Interessanterweise sind es vor allem Frauen, die zur steigenden Verbreitung der veganen Lebensweise beigetragen haben. Viele Prominente aus allen Bereichen praktizieren eine vegane Ernährung. Mittlerweile ernährt sich ein beachtlicher Teil der Weltbevölkerung überwiegend von pflanzlicher Kost.

Schluss mit Klischees und Vorurteilen

Wer verzichtet schon freiwillig auf Fleisch, Eier und Milchprodukte? Eine Frage, die Veganer immer wieder zu hören bekommen. Menschen, die sich für die vegane Lebensweise entschieden haben, sehen sich mit vielen extremen Vorurteilen konfrontiert. Die Vorurteile und Kritiken vieler Mischkostesser leiten sich ab von der Weltanschauung, dass der Konsum tierischer Lebensmittel und Fleisch normal und notwendig sei. Die Gesellschaft folgt bestimmten Glaubenssätzen und wird darauf konditioniert, Fleisch zu essen und gewisse Tiere als essbare Nutztiere zu klassifizieren. Obwohl diese Glaubenssätze wissenschaftlich längst widerlegt sind, halten sich diese Mythen hartnäckig in der Wahrnehmung vieler Menschen. Sie erschweren die vegane Ernährungsweise. Denn durch dieses Weltbild nimmt man an, dass es falsch sei, keine Tiere zu essen. Veganismus gilt deshalb als unnormal. Vor allem, wenn bereits als Kind gelernt wird, dass es völlig in Ordnung ist, eine Kuh oder ein Schwein zu essen.

Besonders Familien werden oft kritisiert, wenn sie ihren Nachwuchs vegan ernähren. Dies sei nicht gesund, ja sogar schädlich für Kinder. Die Presse hilft oft nach und sorgt für Panikmache. Veganen Eltern wird vorgeworfen, dass sie das Wohl des oder der eigenen Kinder einer verrückten Tierliebe opfern. Dass die Eltern dadurch irgendwann anfangen zu zweifeln, ist nicht verwunderlich. Vor allem, wenn das eigene Umfeld sich ebenfalls dagegenstellt, weil es nicht richtig aufgeklärt ist. Zum Glück haben die allermeisten Bildungseinrichtungen und Ernährungswissenschaftler mittlerweile umgedacht.

- *Ist es richtig, was wir tun? Gefährden wir möglicherweise unser Kind, wenn wir uns alle vegan ernähren?* Bedauerlich ist, dass viele Menschen immer noch falsche Informationen über die vegane Ernährung verbreiten und vegane Familien verunsichern. Auch Menschen ohne Kinder beginnen, an der Ernährungsform zu zweifeln. Es ist für viele schwer, sich gänzlich von den Vorurteilen zu lösen. Veganer können aber dabei helfen, den Kritikern die eigenen Vorurteile bewusst zu machen. Dadurch werden falsche Glaubenssätze nach und nach beseitigt.

Neben dem Gesundheitsaspekt gibt es ein weiteres häufiges Klischee. Unter anderem wird vegane Ernährung fälschlicherweise noch immer als eine Mangelernährung angesehen, die der Leistungsfähigkeit, Kraft und Ausdauer schadet oder diese zumindest mindert. Dabei haben viele Hochleistungssportler und berühmte Athleten, die sich vegan ernähren, Bestleistungen erbracht. Der erfolgreiche Athlet und Veganer Patrik Baboumian erstellte 2013 den Weltrekord im Yoke-Walk. Scott Jurek, der Ultramarathonläufer, ernährt sich seit 1999 vegan. Auch er hat viele Rekorde gebrochen. Zudem gewann er siebenmal in Folge den Western States Endurance Run (160 km). Diese beiden Sportler sind keine Einzelfälle. Sie zeigen, dass vegane Ernährung und Sport sehr gut zusammenpassen und sich die Leistung durch Veganismus keinesfalls verringert.

Das Vorurteil und Klischee, es würde Veganern an wichtigen Nährstoffen mangeln, lässt sich somit ebenfalls nicht halten. Mit vollwertiger veganer Kost lassen sich alle essenziellen und wichtigen Vitamine und Mineralien abdecken. Auch ist die vegane Küche reich an Antioxidanzien und Spurenelementen. Selbst in der Schwangerschaft ist eine vegane Ernährung kein Problem, wie Studien belegen. Die einzigen Nährstoffe, die bei der veganen Ernährung zu kurz kommen können, sind Vitamin B12 und Vitamin D – wobei der Vitamin-D-Mangel nicht unbedingt etwas mit der Ernährung zu tun hat und grundsätzlich weltweit und in allen Bevölkerungsschichten vorkommt. Es spielt dabei keine Rolle, ob man Fleisch ist oder vegan lebt. Selbst ein Vitamin-B12-Mangel tritt bei Menschen, die oft tierische Produkte essen, häufig in Erscheinung.

- Durchschnittliche Referenzwerte für Vitamine, Mineralien und Co. sind Schätzwerte. Sie werden für Männer, Frauen und verschiedene Altersgruppen angegeben. Obwohl die Wissenschaft in diesem Feld weit fortgeschritten ist, entspricht dieser Referenzwert nicht immer der Realität. Unter der empfohlenen Norm zu bleiben, ist also nicht weiter schlimm, wenn man sich dabei gut fühlt. Grundsätzlich raten vegane Ernährungsexperten dazu, sich an den Minimalwerten zu orientieren.
- Wer sich regelmäßig auf Mängel durch einen Bluttest überprüfen lässt, hat seine Werte immer im Blick und kann reagieren, wenn ein Mangel vorliegen sollte. Auch hier spielt die Ernährungsform eine untergeordnete Rolle. Wenn die Ernährung nicht ausgewogen ist, kommt es zu Mangelerscheinungen. Viele Fleischesser leiden unter Mängeln. Erstaunlicherweise oft auch am Vitamin-B-Mangel.

Nachdem geklärt ist, dass die vegane Ernährung keine Mängel hervorruft und sogar die Gesundheit und Leistung fördern kann, lassen sich auch die anderen Vorurteile leicht aus dem Weg räumen. Eine Aussage, die Fleischesser gerne verwenden, um sich zu verteidigen, ist: Pflanzen haben auch Gefühle! Das stimmt aber nicht. Wissenschaftliche Untersuchungen zeigen, dass Pflanzen keine Schmerzen empfinden können, da sie kein zentrales Nervensystem besitzen und auch kein Gehirn haben. Pflanzen leben und sind faszinierend. Aber ihr Verhalten ist reaktiv. Das heißt, sie haben kein Bewusstsein. Davon abgesehen, ist die Ökobilanz bei der veganen Ernährung besser als bei einer Mischkosternährung. Außerdem kann man Zynikern entgegenhalten, die Veganer als Menschen beschimpfen, die „Pflanzen auf dem Gewissen haben", dass Fleischesser noch weniger für das Wohl der Umwelt und Pflanzen sorgen. Denn die Massentierhaltung benötigt enorme Mengen an Kraftfutter. Schließlich müssen die Tiere essen, um gemästet zu werden.

- Die Albert Schweitzer Stiftung gibt an, dass für ein Kilogramm Rindfleisch rund 1,7 Kilogramm Kraftfutter benötigt werden. Aus diesem Grund werden allein in Deutschland rund 60 Prozent des angebauten Getreides für Tierfutter verwendet.

Warum vegan?

In diesem Kapitel geht es um die verschiedenen Motive, die dazu führen, sich vegan zu ernähren. Denn Veganismus ist nicht nur eine Ernährung, sondern lässt sich auf einen kompletten Lebensstil ausdehnen. Fast alle Veganer haben sich bewusst dafür entschieden, keine Produkte vom Tier zu konsumieren. Das betrifft nicht nur Lebensmittel, sondern zudem Kleidung, Schuhe, Kosmetik, Medikamente, Reinigungsprodukte und vieles mehr. Veganismus beinhaltet ein ökologisches, tierfreundliches und nachhaltiges Verhalten in vielen Lebensbereichen. Menschen, die sich vegan ernähren, gestalten ihren Alltag deshalb in der Regel bewusster. Dazu gehören auch mehr Achtsamkeit für den eigenen Körper und dessen Gesunderhaltung. Das bedeutet, übertriebener Zigaretten- und Alkoholkonsum kommt bei Veganern selten vor. Viele vegan lebende Menschen praktizieren Sport, aber auch Meditation, Yoga und autogenes Training, um körperlich und seelisch in der Balance zu bleiben.

- Vegane Ernährung fördert das Gesundheitsbewusstsein.
- Wissenschaftliche Erkenntnisse belegen, dass Veganismus zahlreiche Erkrankungen und Übergewicht verhindert und abschwächt.

Natürlich sind nicht alle Veganer gleich. Je nach Lebensumstand und Erwartung sind die Motive, sich für den Veganismus zu entscheiden, unterschiedlich. Umfragen zufolge ist der häufigste Grund für die vegane Ernährung ethischer Natur, dicht gefolgt von gesundheitlichen Gründen. Danach folgen soziale, spirituelle, religiöse, kosmetische, hygienische, ökologische sowie ökonomische Beweggründe. Oft spielen mehrere dieser Gründe eine Rolle. Viele

Veganer, die zuerst aus gesundheitlichen Gründen ihre Ernährung umgestellt haben, beziehen später auch ethische und ökologische Überlegungen mit ein.

- Der Entschluss zu einer veganen Lebensweise erfolgt oft auch aufgrund von Lebensmittelskandalen sowie den beklagenswerten Zuständen im Ernährungssystem (vor allem was Haltung, Transport und Schlachtung von Tieren betrifft).

Die heutige Gesellschaft sensibilisiert sich immer mehr für diese Themen. Das ist der Grund, warum sich vermehrt für die vegane Ernährung interessiert wird. Inzwischen empfehlen nicht nur Ernährungswissenschaftler, sondern auch geschulte Mediziner eine pflanzliche Nahrung. Zur Prävention vieler Krankheiten wird mittlerweile dazu geraten, tierische Lebensmittel in hohem Maße einzuschränken. Die Entscheidung, fortan vegan zu leben, kann aber auch spontan entstehen, weil man ein Schlüsselerlebnis oder ein Gespräch mit Veganern hatte. Welche Motivation auch dahinter steckt, die vegane Ernährung hat viele Vorteile.

Motivation Gesundheit: Vorteile der veganen Ernährung für Körper und Geist

Die vegane Ernährung hat viele gesundheitliche Vorteile. Das belegen nicht nur langjährige Erfahrungen von Veganern, sondern auch wissenschaftliche Daten und Studienergebnisse. Natürlich müssen die Lebensmittel vollwertig ausgewählt werden, da diese Ernährungsform keine tierischen Proteine und Fette enthält. Dennoch, die meisten Beschwerden, mit denen sich Menschen herumschlagen, wie Herz-Kreislauf-Erkrankungen, Krebs und Typ-2-Diabetes entstehen durch eine ungesunde Mischkosternährung, nicht durch vegane Kost, die aus pflanzlichen, ursprünglichen, frischen und unbehandelten Produkten zusammengesetzt wird. Früchte, Gemüse und Getreide bilden nämlich die Basis der veganen Küche.

Der Umstieg auf die vegane Ernährung ist leicht umsetzbar und bedarf keinerlei aufwendiger Maßnahmen. Körper und Geist werden gestärkt. Zudem ist der positive Einfluss auf die Allgemeingesundheit enorm. Viele weitverbreiteten Zivilisationskrankheiten der heutigen Zeit wie Fettsucht, Übergewicht, Diabetes Typ 2, Herz- und Gefäßkrankheiten, Krebs, Alzheimer und verschiedenste Autoimmun- und Alterskrankheiten lassen sich mit veganer Ernährung vorbeugen und abschwächen. Die Wirkung der pflanzlichen Ernährung lässt sich nicht mehr leugnen. Sie hat auch ganz allgemeine Effekte. Unter anderem ist sie für gestresste Menschen geeignet. Denn die leichte Kost mildert Stress ab. Inzwischen gibt es zahlreiche vegane Kochbücher, vegane Restaurants und veganen Bestellservice. Sie verbinden Genuss mit Gesundheit.

Vegane Ernährung schützt gegen Diabetes und vor Übergewicht

Nachdem eine Reihe von Studien mit Veganern vorliegt, finden sich in medizinischen und ernährungswissenschaftlichen Fachzeitschriften jede Menge Publikationen zu veganer Ernährung. Diese Studien bestätigen, dass mit veganer Kost das Risiko für ernährungsbedingte Krankheiten wie Diabetes oder Übergewicht sinkt. In der Adventist Health Study-2 mit über 60.000 Teilnehmern zeigte sich, dass das Diabetesrisiko bei Veganern nur halb so hoch ist wie bei Fleischessern. Veganer sind zudem schlanker und leiden wesentlich seltener an Übergewicht als Menschen, die sich von Mischkost ernähren. Ein Grund ist die niedrige Energiedichte der pflanzlichen Kost. Gleichzeitig enthält die vegane Küche viele Ballaststoffe, aber wenig Fett und Proteine. Das wirkt sich günstig auf den Glucose- und Insulinstoffwechsel aus. Vegan lebende Menschen haben auch niedrige Blutdruckwerte. In der EPIC-Oxford-Studie hatte die vegane Gruppe die niedrigsten Bluthochdruckwerte.

- Der Body-Mass-Index (BMI) von Menschen mit einer veganen Ernährung liegt häufiger im Normbereich (20–25) als bei Menschen, die eine Mischkosternährung vorziehen.
- Patienten mit Typ-2-Diabetes können mit der veganen Lebensweise ihre Blutzucker- und Insulinwerte verbessern und in der Folge die Medikamentendosis reduzieren. Zum Teil können die Medikamente sogar ganz abgesetzt werden.

Kleines Risiko für Herz-Kreislauf-Erkrankungen

Veganer haben ein relativ geringes Risiko, an Herz-Kreislauf-Erkrankungen zu erkranken. Vier Langzeitstudien, die sich mit diesem Thema beschäftigten, ergaben, dass das Risiko, an Herzkrankheiten zu leiden, bei Veganern um rund 26 Prozent niedriger ist als bei Fleischverzehrern. Auch kommt es zu einer geringeren Sterblichkeit anhand dieser Krankheiten. Dafür sind die gesunden Blutfettwerte verantwortlich, die bei Veganern absolut perfekt sind. Denn sie verzichten komplett auf tierische Fette und die Cholesterinaufnahme ist gleich null. Auch die Zufuhr von antioxidativen Substanzen ist bei pflanzlicher Ernährung höher.

- Mediziner vermuten, dass durch Vitamin-B12-Supplementierung das Herz-Kreislauf-Risiko bei Veganern noch weiter herabgesenkt werden kann.

Krebsrisiko bei Veganern geringer

Nicht zuletzt leiden Veganer im Vergleich zu Menschen, die sich nicht vegan ernähren, seltener an Krebs. In der bereits genannten Adventist Health Study-2 hatten Veganer ein rund 16 Prozent niedrigeres Krebsrisiko.

- Bei frauenspezifischen Tumoren wie Brustkrebs, Scheidenkrebs, Gebärmutterkrebs, Eierstockkrebs usw. ist das Risiko um 34 Prozent niedriger.

Auch bei den einzelnen Krebsarten zeigten sich Unterschiede. So erkranken Veganer weniger an Dickdarmkrebs als Nichtveganer. Hier ist aber noch weitere Forschung notwendig. Hervorzuheben ist, dass der höhere Verzehr von gesunden, pflanzlichen Lebensmitteln, insbesondere von Gemüse und Obst, krebsvorbeugende Wirkungen hat.

Weitere gesundheitliche Effekte der veganen Ernährung

Ein hoher Obst- und Gemüsekonsum in der veganen Ernährung steigert die Lebenserwartung und Fitness. Veganer weisen oft höhere körperliche Aktivität auf. Sie sind sportlicher und fitter. Zudem sind sie meistens zurückhaltend, was den Konsum von Zigaretten, Alkohol, Süßigkeiten, Chips und Fastfood angeht. Diese positiven Nebeneffekte stellen eine wirkungsvolle gesundheitliche Maßnahme dar. Das Wohlbefinden verbessert sich langfristig, und zwar nicht nur das körperliche, sondern auch das geistige und seelische. Einige Veganer bezeichnen diese Effekte als „geistige Leichtigkeit und Ausdauer mit erhöhter Konzentration und Kreativität". Das präventive Potenzial gegenüber zahlreichen Krankheiten lässt sich aufgrund der genannten Effekte auch nicht verneinen.

- Vegane Ernährung kann unter anderem Atherosklerose, Hypertonie und Gicht vorbeugen.
- Aus gesundheitlicher und medizinischer Sicht lässt sich diese Ernährungsform dauerhaft durchführen.

> **Vegane Ernährung = gute Laune:** In einer amerikanischen Studie aus dem Jahr 2012 wurde nachgewiesen, dass Menschen, die Fleisch und Fisch meiden, bessere Laune haben, weniger stressanfällig und angstfreier sind. Wer dagegen viel von der tierischen Fettsäure Arachidonsäure zu sich nimmt, kann schlechte Laune und Depressionen bekommen. Die Studienergebnisse wurden im Nutrition Journal veröffentlicht. Arachidonsäure ist eine mehrfach ungesättigte Fettsäure. Sie kommt ausschließlich in tierischen Lebensmitteln vor. Sie hat entzündungsfördernde Wirkungen und sorgt für eine Verschlechterung der Gefühlslage.

Ethische Entscheidung - Umwelt und Tier zuliebe

Die überwiegende Mehrheit der Veganer will es nicht hinnehmen, dass Tiere gequält, ausgebeutet und getötet werden. Das wichtigste Motiv vieler ist deshalb ihre ethische Überzeugung. Die zunehmende Aufklärung über die grauenvollen Zustände in der Fleisch- und Nutztierindustrie bringt viele Fleischesser zu der Entscheidung, sich komplett pflanzlich zu ernähren. Veganer erweitern diese Gewissensentscheidung in der Regel auf alle vom Tier stammenden Produkte. Dass Eier nicht auf dem Speiseplan stehen, liegt unter anderem daran, dass männliche Küken von Legehennen, sobald sie geschlüpft sind, geschreddert oder vergast werden.

Tiere auszubeuten und zu töten, provoziert natürlich viele Diskussionen. Das ist wohl einer der Gründe, warum es in erster Linie ethische Beweggründe sind, die für den Veganismus sprechen. Selbst viele Mischköstler denken mittlerweile darüber nach, ob sie es ethisch und moralisch noch rechtfertigen können, Fleisch und Eier aus Massentierhaltung zu essen. Auch die vegane Lebensweise vieler prominenter Persönlichkeiten hat zu einer Sensibilisierung beigetragen.

- Der Moralphilosoph Jeremy Bentham beschäftigte sich vor über 200 Jahren mit der Leidensfähigkeit der Tiere. Darauf aufbauend entwickelte der Vordenker der heutigen Tierrechts- und Schutzbewegung Peter Singer seine Philosophie des Gleichheitsprinzips. Sein Buch „Animal Liberation" stellt die Basis der Tierrechtsbewegung dar. Der Arzt Albert Schweitzer (1875–1965) setzte sich lebenslang für ein ethisches und barmherziges Miteinander ein. „Ethik ist ins Grenzenlose erweiterte Verantwortung für alles, was lebt", sagte er.

Natürlich bedeutet eine ethische und moralische Entscheidung nicht, Fleischesser zu verteufeln und als mordlustig hinzustellen. Obwohl der Verzehr von Pflanzen helfen kann, bestimmte Probleme zu lösen, sollte nicht der Fehler gemacht und behauptet werden, dass sich damit alle Probleme dieser Welt beseitigen lassen. Das tun die meisten Veganer zum Glück auch nicht. Stattdessen rufen sie dazu auf, sich die grundsätzliche Frage zu stellen, ob es wirklich notwendig ist, Fleisch zu essen. Aus ethischer (und wie eben gelesen auch aus ernährungspsychologischer) Sicht kann diese Frage verneint werden. Berechnungen zeigen, dass mit der heute vorhandenen Ackerfläche mehr Menschen ernährt werden könnten, als aktuell auf der Erde leben. Aufgrund der Zunahme der Weltbevölkerung ist das ein ernstzunehmendes Argument, das für Veganismus spricht.

Ein weiteres Argument, dass für den Verzicht von tierischen Produkten spricht, ist der Energieverbrauch. Denn der Verbrauch für die Erzeugung und den Transport von Lebensmitteln tierischer Herkunft ist wesentlicher höher als der von pflanzlichen Lebensmitteln. Zudem verbrauchen Tiere, die gemästet werden, den größten Teil des gefressenen Futters zum Aufbau von Körpergewebe und zur Erhaltung des Stoffwechsels.

- Der überwiegende Teil der Weltbevölkerung ernährt sich direkt von Getreide und Reis. Sie stellen die globale Ernährungsgrundlage dar. Doch in den USA sowie der EU

- wird 60 Prozent des Getreides nicht an Menschen vergeben, sondern an Tiere verfüttert. Dieses Getreide wird dann indirekt in Form von Fleisch, Milch und Eiern verzehrt. Der Getreideverbrauch ist damit um das Drei- bis Vierfache höher, als wenn er nur der Ernährung von Menschen dienen würde.
- Der Fleischkonsum ist in Deutschland nach dem Zweiten Weltkrieg enorm angestiegen. Rund 60 Kilogramm pro Person werden pro Jahr verschlungen.

Nur durch intensive Massenfleischproduktion lässt sich der enorme „Bedarf" an Fleisch stemmen. Leider geht damit die verbundene Massentierhaltung einher. Diese wiederum verursacht ökologische Probleme (Methanausstoß, Treibhauseffekt, Belastung von Böden und Grundwasser etc.). Durch eine vermehrte pflanzliche Ernährung würden diese negativen Effekte entschärft werden. Eine ethische und moralische Entscheidung ergibt also durchaus Sinn!

Religiöse und spirituelle Gründe

Wie in der Einleitung bereits kurz beschrieben, gibt es seit der Antike religiöse und spirituelle Gründe und Motivationen für die pflanzliche Kost. Der Verzicht auf Fleisch und tierische Produkte kommt in verschiedenen Glaubensrichtungen und -gemeinschaften vor. Im Buddhismus und Hinduismus ist die vegane Ernährung mit der Lehre der Reinkarnation, also der Wiedergeburt und der damit verbundenen Unsterblichkeit der Seelen, verbunden. Menschen können in Tieren wiedergeboren werden, was diese zu heiligen Tieren macht. Die pflanzliche Kost thematisiert hierbei das religiöse Verhältnis des Menschen zu seinen Mitgeschöpfen wie den Tieren. Die Auseinandersetzung mit dem Göttlichen und die Verehrung von Göttern und Heiligen drückt sich zwar in jeder Religion anders aus, doch es gibt Gemeinsamkeiten zwischen den Glaubensgemeinschaften.

Eine davon ist das Streben nach moralischen und ethischen Idealen. Dazu gehören die Nächstenliebe und Barmherzigkeit. Dieses Streben wird auch auf Tiere ausgedehnt. Dass in der Folge viele religiöse Menschen auf Fleisch verzichten, ist verständlich.

- Der bekannteste religiöse Vegetarier war Gandhi. Er verbreitete den spirituellen Vegetarismus und sagte unter anderem: „Wir sollten aufhören, unsere Mitgeschöpfe für unsere körperlichen Bedürfnisse zu töten."
- Im Alten Testament gibt es viele Anleitungen für einen barmherzigen und respektvollen Umgang mit Tieren. Trotzdem waren und sind in christlichen Ländern bis heute Grausamkeiten und Härte gegenüber Tieren sehr verbreitet. Milliardenfach werden Tiere für Kleidung, Nahrung und Co. getötet. Der Grund dafür ist, dass in der christlichen Religion davon ausgegangen wird, dass Tiere keine Seele haben. Das Gebot „Du sollst nicht töten" kann als Bekenntnis zu pflanzlicher Ernährung ausgelegt werden. Einige Mönchsorden ernähren sich deshalb vegetarisch oder verzichten zumindest in der Fastenzeit auf tierische Produkte. Andere christliche Gruppen sehen den Vegetarismus als einen Ausdruck von Mitgefühl, Liebe und Gnade an.
- Im Buddhismus stellen das ethische Gebot, keine Lebewesen zu schädigen oder zu töten, sowie der Glaube an die Wiedergeburt Gründe für den Fleischverzicht dar. In einigen buddhistischen Gruppen stellt die pflanzliche Kost eine Voraussetzung für die Erlangung von Weisheit sowie den Eintritt ins Nirwana dar.

Auch gibt es viele Menschen, die sich ohne Religionszugehörigkeit aus spirituellen Gründen für den Veganismus entscheiden. Die Gründe sind sehr individuell, umfassen aber meistens die eben genannten religiösen Gründe sowie die Anerkennung, dass Tiere eine Seele haben. Sie werden als spirituelle Geschöpfe angesehen. Tieren Mitgefühl und Liebe entgegenzubringen und sie nicht zu töten und zu essen, kann also ein spirituelles Motiv sein, um sich vegan zu ernähren.

Die massenhafte Tötung von Tieren ist ein unethisches Verhalten, dass sich den höheren Gesetzmäßigkeiten des Lebens widersetzt. Zu einer harmonischen und spirituellen Lebenseinstellung und einer seelischen Gesundheit gehört deshalb der Verzicht auf Fleisch.

Vegane Mode und Nachhaltigkeit

Das vegane Konzept wird von Veganern auch auf andere Bereiche des Lebens ausgeweitet. Es geht in erster Linie darum, bewusste Entscheidungen zu treffen und aktiv etwas für Nachhaltigkeit, Tierschutz, soziale Gerechtigkeit und Umweltschutz zu tun. Eine Möglichkeit, mit der jeder zu etwas Gutem beitragen kann, ist, den eigenen Konsum kritisch zu hinterfragen und zu ändern. Wer sich die Konsequenz mancher Kaufentscheidungen bewusst vor Augen führt, wird Alternativen finden. So wird nicht nur bei der Ernährung auf pflanzliche und ökologische (Bio-)Produkte Wert gelegt. Auch bei Kleidung, Schuhen und vielen Alltagsprodukten (Kosmetik- und Reinigungsprodukte) kann darauf geachtet werden, dass diese nachhaltig sind und keine tierischen Stoffe enthalten.

Kleidung, die bestimmte ökologische Kriterien erfüllt, aus fairem Handel stammt oder ein Biosiegel trägt, sowie der Verzicht auf Leder, Pelz, Seide und zum Teil auch Tierwolle gehören unter anderem dazu. Vegane Mode ist also frei von Materialien tierischen Ursprungs. Diese ist nicht immer einfach zu finden, denn einige Kleidungsstücke und Schuhe können versteckte Materialien tierischen Ursprungs enthalten. Wer auf eine vegane Kleidung großen Wert legt, sollte auf diese „versteckten" Materialien achten. Das können hinten an Jeanshosen Lederpatches sein oder das Wollfutter in den Schuhen. Aber auch Klebstoff, der bei der Herstellung von Schuhen verwendet wird, enthält oft tierische Proteine oder Kollagen aus Tierhaut, Knochen und Sehnen.

Am besten ist es, beim Kauf auf deklarierte vegane Marken zu setzen. Viele nicht vegane Marken bieten aber mittlerweile auch eine Sektion für vegane Mode an. Diese Marken dürfen ruhig unterstützt werden, denn mit steigender Nachfrage steigt das Angebot.

Die folgenden Zertifikate helfen beim nachhaltigen Modekauf:

- **FAIRTRADE** ist das weltweit bekannteste Sozialsiegel. Es gewährleistet fairen Handel und bessere Arbeitsbedingungen. Das Untersiegel FAIRTRADE Certified Organic Cotton leistet Entwicklungsarbeit und garantiert den Bauern auf den Baumwollfeldern einen fairen Mindestpreis. Außerdem verbietet dieses Siegel den Einsatz von Pestiziden und anderen Giftstoffen.
- **FWF Fair Wear Foundation** – Das Siegel orientiert sich an den Richtlinien der Internationalen Arbeiterorganisation sowie der UN-Menschenrechtserklärung.
- **GOTS Global Organic Textile Standard** – Dieses Siegel beinhaltet ökologische Regulierungen für die Produktion mit einem Anteil von mindestens 70 Prozent biologischen Naturfasern. Außerdem hat es strenge Agrar- und Sozialstandards.
- **Öko-Tex Standard 100, Klasse 1** -ist ein Siegel, das die Textilien-Sicherheit für die Gesundheit gewährleistet.
- **„PETA-Approved Vegan"** – das Logo für vegane Modeartikel und tierfreundliche Unternehmen
- **Earth Positive** sind Produkte, die nach den gerade genannten Standards produziert wurden und nicht mit dem Flugzeug transportiert werden. Zudem sind sie umweltfreundlich verpackt.

Schritt 1: Die Grundlagen kennen und sich informieren

Im Folgenden geht es mit dem praktischen Einstieg in die vegane Ernährung los. Mit vielen Tipps zu Dos and Don'ts und dem notwendigen Basiswissen gelingt die Umstellung erfolgreich Schritt für Schritt. Stolpersteine und Hürden, die bei der Ernährungsumstellung auftreten können, werden in diesem Buch anschaulich erklärt. Doch zuerst geht es noch einmal konkret um die Vorteile, die eine vegane Ernährung mit sich bringt. Denn das sind nicht nur, wie eben gelesen, gesundheitliche Vorteile.

Vorteile der veganen Ernährung

Wer sich vegan ernährt und sich ausschließlich dem Konsum pflanzlicher Nahrungsmittel widmet, das heißt, keine tierischen Produkte verzehrt, profitiert trotz allem von einer großen Auswahl an Lebensmitteln. Die vegane Ernährung umfasst Obst, Gemüse, Hülsenfrüchte, Vollkorngetreide, Samen, Nüsse und Soja. Dass dieser Speiseplan gesund sein dürfte, daran wird keiner zweifeln. Und Menschen, die vegan leben, ernähren sich in der Regel nährstoffreicher als Mischköstler. Im Durchschnitt liegen sie mit der veganen Kost sogar näher an den empfohlenen Referenzwerten an Kohlenhydraten, Proteinen, Ballaststoffen, Vitaminen und Mineralstoffen. Zwar gibt es mit Vitamin B12 und Vitamin D, Calcium, Zink und Omega-3-Fettsäuren einige Nährstoffe, die zu kurz kommen könnten. Doch diese müssen auch Menschen, die sich fleischlastig ernähren, im Auge behalten.

Die vollwertige pflanzenbasierte Küche bietet viele Möglichkeiten für gesunde und nährstoffreiche Rezepte. Da Gesundheitsexperten rund um den Globus dazu raten, pflanzliche Lebensmittel zu bevorzugen, sind Personen mit der veganen Ernährung auf dem richtigen Weg, um langfristig ihre Gesundheit zu erhalten. Ernährungsformen, die einen hohen Anteil an Fleisch aufweisen, werden von der Weltgesundheitsorganisation als ungesund und gesundheitsgefährdend deklariert. Verarbeitetes und rotes Fleisch ist von der WHO (aufgrund aussagekräftiger Studien) sogar als krebserregend eingestuft worden. Als Veganer muss man sich über diese Fakten keine Gedanken machen, denn Fleisch spielt bei dieser Ernährungsform keine Rolle.

Das Gleiche gilt übrigens auch für Milch. Diese steht seit einigen Jahren als Getränk in der Kritik. Wer häufig Milch trinkt, erhöht das Gesundheitsrisiko. Männer können sogar durch einen übermäßigen Verzehr von Milchprodukten an Prostatakrebs erkranken. Bei Frauen kann ein hoher Konsum von Milch zu einem höheren Eierstockkrebsrisiko führen.

Die vegane Ernährung eignet sich im Gegensatz zu vielen anderen Ernährungsweisen und Diäten als angemessene dauerhafte Kostform. Zu diesem Schluss kommen alle großen Ernährungsgesellschaften. Wenn die veganen Speisen gut geplant sind, eignet sich die pflanzliche Ernährung für jede Lebensphase, auch in der Stillzeit und Schwangerschaft. Zudem können sich Kinder ebenfalls vegan ernähren.

Welche positiven Effekte stellen sich in den ersten Wochen der Ernährungsumstellung auf vegan ein?

Wer seine Ernährung auf vegan umstellt, wird schnell erste Effekte spüren. Viele Menschen berichten, dass sich in den ersten Wochen vor allem das Gewicht reduziert. Bis zu drei Kilogramm lassen sich schnell abnehmen. Wer an Übergewicht und Bauchspeck leidet, wird als Veganer langfristig davon befreit. Natürlich sollten kein veganes Junkfood und tierfreie Fertiggerichte auf dem Speiseplan stehen. Sonst bleibt das Gewicht logischerweise gleich.

Neben der Gewichtsabnahme bemerken viele Neu-Veganer, dass sich ihr Geschmackssinn verbessert und intensiviert. Wissenschaftliche Untersuchungen bestätigen das: Schon nach wenigen Wochen fleischfreier und Junkfood-freier Ernährung verändern sich die Geschmacksknospen, sie werden sensibler. Veganer verwandeln sich im wahrsten Sinne des Wortes in „Feinschmecker". Wer pflanzlich isst, hat zudem nach kurzer Eingewöhnungszeit keine große Lust mehr auf Zucker. Das Immunsystem verbessert sich und die Widerstandskraft erhöht sich spürbar. Verdauungsprobleme verschwinden. Die Darmflora wird wieder gesund. Das allgemeine Wohlbefinden nimmt außerdem von Woche zu Woche zu. Nicht zuletzt berichten viele Einsteiger in die vegane Kost von einem enormen Energieschub. Der Grund: Der Körper verbraucht bei der Verdauung von pflanzlicher Kost weniger Energie. Auch der Schlaf verbessert sich nachhaltig. Was die geistige Veränderung angeht, so leben Veganer automatisch achtsamer. Das Interesse an einer gesundheitlichen Lebensweise, die auch Sport und andere gesundheitsfördernde Aktivitäten miteinbezieht, nimmt zu. Der wichtigste Vorteil und zugleich das wichtigste Argument für Veganismus sind aber, dass 80 Prozent und mehr der Krankheiten aus einer schlechten Ernährung resultieren. Die beste Investition in den eigenen Körper ist somit eine vegane Ernährungsweise.

- Vegane Ernährung ist als Dauerkost geeignet.
- Vegane Ernährung ist gesund und reduziert das Krebsrisiko.
- Vegane Küche ist abwechslungsreich und nährstoffreich.
- Vegane Ernährung verhilft zu normalem Gewicht.
- Vegane Ernährung eignet sich in allen Lebensphasen.
- Vegane Ernährung beugt Krankheiten vor.

Mit der veganen Ernährung entgiften

Viele Menschen entscheiden sich aus gesamt-gesundheitlichen Gründen für die vegane Ernährung. Denn, wie weiter oben erwähnt, können sich Milch und Fleisch schlecht auf den Körper auswirken. Zudem werden viele Zivilisationskrankheiten und Beschwerden wie eine schlechte Haut durch die Mischkost gefördert. Die vegane Ernährung hat den Vorteil, dass sie den Körper entgiftet und langfristig heilt. Wer also seinem Körper etwas Gutes tun will, kann die vegane Ernährung als Entgiftungskur nutzen. Alle Schadstoffe, die noch im Körper stecken (vor allem durch falsche Ernährung) werden nach und nach ausgespült. Im Anschluss stellt der Körper durch die vegane Ernährung automatisch wieder auf den natürlichen Entgiftungsprozess um. Dieser ist bei vielen Menschen durch die ständig falsche Ernährung ins Ungleichgewicht gekommen.

- Durch die Reinigung wird der Körper nicht nur auf physischer Ebene (Darm, Nieren, Leber und Haut) entgiftet, sondern auch auf mentaler und emotionaler. Viele Menschen, die eine vegane Entgiftungskur durchführen, beschreiben oft ein Gefühl von spiritueller Erleuchtung.
- Während der Entgiftung sollten Lebensmittel wie Koffein, Hefe, Alkohol und Schokolade gemieden oder nur in Maßen genossen werden.
- Um möglichst schnell viele Toxine aus dem Körper ausscheiden zu können, ist es sinnvoll, ausreichend Kräuter und Wildpflanzen zu konsumieren.

Krebsvorsorge mit veganer Küche

In diesem kurzen Kapitel geht es noch einmal speziell um die Krebsvorsorge mit veganer Ernährung. Denn Lebensstil sowie Essensgewohnheiten beeinflussen die Gesundheit. Eine große Rolle bei der Entstehung vieler Krebsarten spielt vor allem die Ernährung. Das ist vielen Menschen nicht bewusst. Wer das

Krebsrisiko geringhalten will, sollte sich gesund ernähren. Die vegane Küche stellt hier einen guten Ansatz dar. Zudem macht sie bei Menschen, die bereits an Krebs leiden, die typische Krebsdiät überflüssig. Sprich, mit veganer Ernährung lässt sich Krebs auch beeinflussen.

Doch was ist gesund? Und was schadet dem Körper vielleicht? Sollte die vegane Küche stets Bio sein? Reichen die Nährstoffe in der pflanzlichen Kost aus? Oder müssen zusätzlich Vitamin- und Nährstoffpräparate eingenommen werden, um sich vor Krebserkrankungen zu schützen? In den vergangenen Jahren ist dazu sehr viel geforscht worden. Wissenschaftler kommen dabei übereinstimmend zu dem Schluss, dass eine abwechslungsreiche, fleischlose Kost, oder zumindest eine sehr pflanzenhaltige Ernährung, am besten geeignet ist, um das Risiko, an Krebs zu erkranken, zu senken. Allerdings darf dabei die körperliche Bewegung nicht vergessen werden.

Die Weltgesundheitsorganisation vermutet, dass ein Drittel (30 Prozent) aller Krebsarten auf ungesunde Ernährung und unzureichende Bewegungsgewohnheiten zurückzuführen ist. Bei Frauen beeinflussen Bewegung und Ernährung das Risiko für Brustkrebs. Besonders nach den Wechseljahren, wenn bei Frauen generell ein erhöhtes Risiko vorhanden ist, an diesen beiden Krebsarten zu erkranken, sollte deshalb eine vegane Ernährung in Erwägung gezogen werden.

- Übergewicht stellt ebenfalls einen Risikofaktor für Krebserkrankungen dar. Das bestätigt die Internationale Krebsforschungsagentur. Sie vermutet, dass Übergewicht bestimmte Krebsarten fördert. Durch die vegane Ernährung lässt sich Gewicht dauerhaft reduzieren. Die pflanzliche Ernährungsweise beugt zudem Übergewicht vor.
- Es gibt Lebensmittel wie Vollkorngetreide sowie Obst und Gemüse, bei denen Krebs-Fachleute von einer schützenden Krebswirkung ausgehen (mehr dazu im Kapitel 5.2. Obst und Gemüse).

> **Krebs ist dennoch keine Schuldfrage:** Trotz gesunder, veganer Ernährung und viel Bewegung lässt sich eine Krebserkrankung nicht zu 100 Prozent verhindern. Dennoch ist es sinnvoll, sich gesund zu ernähren und sich viel zu bewegen. So wird auch gleichzeitig Übergewicht vermieden. Das Risiko, an Krebs zu erkranken, lässt sich also zumindest um ein Vielfaches reduzieren. Die Internationale Krebsforschungsagentur hat aus mehreren hundert Studien Ernährungsempfehlungen herausgearbeitet. Unter anderem rät sie zum Verzehr von Vollkornprodukten, Hülsenfrüchten, Obst und Gemüse. Kalorienreiche Lebensmittel sowie zuckerhaltige und fetthaltige Kost sollten vermieden werden. Weitere Empfehlungen der IARC finden sich online auf der Webseite des Krebsinformationsdienstes.

Die Frage, ob die vegane Ernährung zur Krebsvorbeugung ausschließlich Biolebensmittel enthalten muss, kann verneint werden. Wer sich aus ökologischen Gründen für Bio entscheiden will, aber sich aufgrund der höheren Kosten nicht komplett biologisch ernähren kann, muss keine gesundheitlichen Schäden befürchten. Zumindest in Deutschland. Denn das Bundesamt für Verbraucherschutz und Lebensmittelsicherheit hat die meisten Nahrungsmittel als schadstoffarm eingestuft. Die Rückstände bei knapp 98 Prozent der Lebensmittel liegen unter den gesetzlichen Grenzwerten. Natürlich sind Bioprodukte mit weniger chemischen Pflanzenschutzmittelrückständen belastet. Doch Unterschiede in der Bioqualität zwischen Fachhandel und Discounter gibt es in Deutschland nicht.

Warum ist vegane Ernährung krebsvorbeugend?

Wie in Kapitel 2 bereits beschrieben, haben Veganer und Vegetarier nachweislich ein geringeres Krebsrisiko. Der Einfluss der veganen Ernährung auf die Vermeidung von Krebskrankheiten scheint dabei fast so groß zu sein wie der des Zigarettenrauchens. Sie ist sogar weitaus krebsvorbeugender als das Vermeiden von Umweltschadstoffen. Die Ursachen, dass vegan lebende Menschen ein geringeres Risiko für Krebserkrankungen haben, sind vor allem der hohe, fast ausschließliche Verzehr von gesunden pflanzlichen Lebensmitteln. Gesund und damit krebsvorbeugend sind insbesondere ballaststoffreiche Gemüse- und Obstsorten, antioxidative Nährstoffe, Vitamin C, Vitamin E, Carotinoide und sekundäre Pflanzenstoffe. Unter anderem gibt es Beweise, dass Vollkorn und ballaststoffreiches Obst und Gemüse das Darmkrebsrisiko reduzieren. Denn Obst und Gemüse beinhalten zahlreiche krebshemmende Substanzen. Das komplexe Zusammenspiel dieser Stoffe hat eine schützende Wirkung.

> **Ein Fallbericht** einer 42-jährigen Frau, die an einem bösartigen Tumor litt, der die Lymphknoten befiel, zeigt, wie positiv sich vegane Ernährung auswirken kann. Die erkrankte Frau entschloss sich unter ärztlicher Betreuung zu einer 21-tägigen Fastenkur und danach für eine pflanzliche Ernährung, die sie neun Monate aufrechterhielt. Sie verzichtete dabei auch auf Zucker, Öle und Salz. Die Frau war danach frei von Symptomen und der Tumor an den Lymphknoten nicht mehr tastbar (Quelle: Zentrum der Gesundheit).

Therapie von Krankheiten: Naturheilverfahren Veganismus

Vegane Ernährung stellt eine wichtige alternative Ernährungsweise dar, um erfolgreich die Therapie verschiedener Krankheiten zu unterstützen. Sie zählt zu den Naturheilverfahren. Denn für natürliche therapeutische Maßnahmen werden aus der Natur entnommene Wirkstoffe verwendet und dazu zählen auch pflanzliche Lebensmittel. Die Grundidee basiert darauf, die Selbstheilungskräfte des Körpers durch eine entsprechende Ernährung zu stärken. Die vegane Ernährung wirkt auf den Körper ein und kann so eine Erkrankung verbessern oder heilen.

- Vegane Lebensmittel können aufgrund der natürlichen heilbringenden Inhaltsstoffe zur Verbesserung, Linderung und Heilung von Erkrankungen beitragen. Der Körper kommt wieder ins Gleichgewicht.
- Das therapeutische Potenzial der veganen Ernährung ist in der Naturheilkunde besonders hoch.

Vielen Menschen ist es wichtig, dass ihre ethischen, ökologischen sowie sozialen Anliegen in der Medizin und Heilung berücksichtigt werden. Das wird durch die vegane Kostformen erreicht. Veganer, die an schweren Krankheiten leiden, weisen im Vergleich zur Allgemeinbevölkerung eine niedrigere Sterblichkeitsrate auf. Viele Symptome von ernährungsabhängigen Krankheiten lassen sich mit veganer Kost nachweislich heilen oder zumindest mildern. Dazu zählen unter anderem Nierenkrankheiten, Blinddarmentzündungen, Gallensteine, Übergewicht und Diabetes Typ 2.

- Im Vergleich zu fleischhaltiger Kost ist eine vegane Küche fett- und cholesterinarm sowie ballaststofffreich. Zudem ist das Verhältnis von mehrfach ungesättigten zu gesättigten Fettsäuren in der veganen Ernährung sehr günstig. Das ist gesundheitsfördernd.

Eine entsprechend geplante vegane Kost ist in allen Lebensphasen als Naturheilverfahren geeignet. Sie bietet viele ernährungsphysiologische Vorteile. Neben der Therapie von ernährungsabhängigen Krankheiten lässt sich vegane Ernährung auch zur Behandlung von Demenz, Rheuma, Herzkrankheiten, Bluthochdruck, Krebs, Osteoporose, Divertikulose, Gicht oder Arthritis anwenden.

Obwohl das medizinische Potenzial der veganen Ernährung bekannt ist, kommt sie bei der Prävention und Therapie sowie zur Gesundheitsförderung bisher selten zum Einsatz. Wer diese Ernährung zur Therapie einer Krankheit ausprobieren will, sollte mit seinem Arzt sprechen oder einen Ernährungsberater aufsuchen, der einen entsprechenden Lebensmittelplan erstellen kann.

Gewicht verlieren: Ja, das geht mit veganer Ernährung

Fleisch weg = Fett weg, stimmt das? Tatsächlich sind Fleisch sowie tierische Fette einer der Hauptgründe für Übergewicht. Die vegane Ernährung lässt sich deshalb zum Abnehmen nutzen. Besonders jene Menschen, die hartnäckig mit Fettpölsterchen zu kämpfen haben, werden mit der pflanzlichen Kost das lästige Übergewicht nach und nach abbauen können. Das Thema „Abnehmen" spielt bei vielen eine Rolle, denn jedes Pfund weniger ist eine Erleichterung und lässt einen wieder mehr wohlfühlen. Es geht dabei weniger um die Erreichung eines Schönheitsideals als vielmehr um die Gesundheit. Krankheiten, die mit zu viel Fett und Übergewicht zu tun haben, können mit veganer Ernährung gelindert oder geheilt werden. Die vegane Ernährung wird deshalb auch für Menschen, die aufgrund ihres hohen Gewichts ein Diabetesrisiko haben, immer interessanter.

- Übergewicht zählt zu den am weitesten verbreiteten Gesundheitsstörungen und betrifft in Deutschland rund die Hälfte der Bevölkerung. Da Übergewicht ungesund ist, stellt es einen Risikofaktor für viele weitere Krankheiten dar.
- Starkes Übergewicht belastet zudem die Psyche.
- Veganer leiden deutlich weniger an Übergewicht, da die Kost weniger Fett enthält und eine geringere Nahrungsenergiedichte aufweist.
- Eine vegane Kost ist eine hervorragende therapeutische Maßnahme, um Übergewicht zu reduzieren.

Wie definiert sich Übergewicht? Der Body-Mass-Index (BMI) dient der Klassifizierung von Übergewicht und Adipositas. Ein normaler BMI entspricht einem Normalgewicht und liegt für Frauen bei 19 bis 23, für Männer bei 20 bis 25. Alles, was diesen BMI-Wert überschreitet, wird bereits zu Übergewicht gezählt. Berechnet wird der BMI übrigens ganz einfach. Körpergewicht in

Kilogramm geteilt durch die Körpergröße in Metern zum Quadrat (z. B. 60 kg/1,70 m² = BMI von 21). Körpergewicht und BMI von vegan lebenden Menschen liegen im Durchschnitt niedriger als in der Gesamtbevölkerung. In vielen Studien konnte nachgewiesen werden, dass ein höherer BMI mit einer gesteigerten Zufuhr an Proteinen und tierischen Fetten zu tun hat.

Eine vegane Kost enthält einen höheren Anteil an komplexen Kohlenhydraten und Ballaststoffen. Auch werden nur wenig Fett und Proteine zu sich genommen. Die erhöhte Ballaststoffzufuhr führt zu einer schnellen und länger anhaltenden Sättigung. Es kommt also nicht gleich wieder zu einem großen Hungergefühl. Untersuchungen kommen zu dem Schluss, dass vegane Ernährung für die Gewichtsreduktion empfohlen werden darf und sollte. Allerdings sollte zur Gewichtsreduzierung auf stark verarbeitete Produkte verzichtet werden. Denn Süßigkeiten, Chips und Ersatzprodukte enthalten zwar keine tierischen Inhaltsstoffe, sind aber nur in wenigen Fällen kalorienarm. Wer vegan abnehmen möchte, sollte deshalb auf unverarbeitete Lebensmittel setzen.

- Ein gutes Beispiel für viele Kalorien sind veganer Käse oder vegane Sahne. Der Käse- oder Sahneersatz hat einen hohen Fettanteil durch Palm- oder Kokosöl. Diese Fette sorgen für reichlich Kalorien.
- Es ergibt keinen Sinn, beim Abnehmen auf Mahlzeiten zu verzichten. Stattdessen sollte die Anzahl an Kalorien verringert werden. Rund 200–500 Kalorien pro Tag weniger sorgen dafür, dass die Kilos schnell purzeln.

Tipp: Es lohnt sich, beim Einkauf auf den Fettgehalt zu achten. Auch ist es sinnvoll, bei einigen Produkten die Kalorienmenge zu vergleichen. Selbst in Bioprodukten können hohe Zuckermengen enthalten sein. Was vom Einkaufszettel gestrichen werden sollte, sind alle Weißmehlprodukte wie Toastbrot, Brötchen oder Nudeln. Zudem liefern sie kaum Nährstoffe oder Vitamine. Wenn Nudeln oder Brot, dann sollten es die Vollkornvarianten sein.

Was essen, wenn mit veganer Küche abgenommen werden soll?

Mithilfe einer durchdachten veganen Ernährung lassen sich lästige Pfunde loswerden. Das zeigte auch eine Studie der University of South Carolina. Die Untersuchung wurde mit übergewichtigen Teilnehmern verschiedenen Alters und Geschlechts durchgeführt, die in fünf Gruppen unterschiedlicher vegetarischer und veganer „Diäten" eingeteilt wurden. (Zusätzlich gab es eine Kontrollgruppe von Personen, die alles aßen.) Jede Gruppe lebte ein halbes Jahr lang mit der jeweiligen Ernährungsweise. Die vegane Gruppe nahm dabei am meisten ab und hatte auch bessere Blutwerte. Sie verlor in der gesamten Zeit im Schnitt rund 7,5 Kilogramm. Bei den anderen Gruppen wurden nur um die drei Kilogramm Gewicht verloren.

- Mit der veganen Ernährung lässt sich besser abnehmen als mit allen anderen Ernährungsformen. Sie ist auch deutlich sinnvoller als die Atkins-Diät oder die Low-Carb-Diät.
- Die vegane Ernährung vermindert den Fettgehalt in der Nahrung und somit die Fettablagerung in der Leber. Eine Fettleber ist der Hauptgrund, warum es zu einer Insulinresistenz kommt. Zum anderen verbessert die vegane Ernährung den Glukose-Stoffwechsel. Dadurch werden Kohlenhydrate besser und schneller verstoffwechselt. Das heißt, sie setzen erst gar nicht an.

Brokkoli, Spinat und Kohl liefern viele Nährstoffe, haben wenige Kalorien und machen satt. Hülsenfrüchte, sprich Linsen und Bohnen, sind ballaststoffreich und sättigen ebenfalls. Zudem haben sie einen hohen Anteil an Eisen. Wer Hülsenfrüchte mit Vitamin-C-reichem Gemüse wie frischem Paprika und etwas Zitronensaft kombiniert, erhält ein reichhaltiges Abnehmgericht. Hungern muss bei den sättigenden Lebensmitteln niemand. Für ausreichend Energie ist durch das Gemüse gesorgt.

Unterstützende Highlight-Tipps für das vegane Abnehmen

- ★ Gesunde vegane Ernährung alleine reicht leider nicht aus, um dauerhaft abzunehmen und im Anschluss das Gewicht zu halten. Genauso wichtig ist regelmäßige Bewegung. Vor allem Sport spielt bei der Verbrennung von Körperfett eine große Rolle. Mindestens 30 Minuten sportliche Aktivität täglich sollten es sein. Bewegung an der frischen Luft sollte ebenfalls miteingeplant werden. Ein Spaziergang oder eine Runde mit dem Rad bringt die Gehirnzellen auf Trab.
- ★ Wer sich vegan ernährt, um abzunehmen, sollte, so oft es geht, selbst kochen. Auch ist es wichtig, möglichst unverarbeitete Lebensmittel zu verwenden, denn vegane Fertiggerichte haben relativ viel Fett und Zucker. Entsprechend hoch sind dann die Kalorien.
- ★ Der menschliche Körper besteht fast nur aus Flüssigkeit. Daher ist es wichtig, den Wasserhaushalt im Gleichgewicht zu halten. Wer zu wenig Wasser trinkt, hat außerdem schneller und öfter Heißhunger. Gerade bei einer veganen Diät sollten deshalb viel Wasser und ungesüßter Tee getrunken werden, denn ein mit Flüssigkeit gefüllter Magen fühlt sich gesättigt an. Zudem ist die vegane Ernährung ballaststoffreich und Ballaststoffe binden Wasser. Am besten ist es, mindestens 1,5 bis zwei Liter pro Tag zu trinken.
- ★ Damit Heißhunger nicht aufkommt, helfen auch leckere Gesundheitssnacks für zwischendurch. Das sind in diesem Fall aber keine Schokoriegel, sondern Trockenobst,

Samen, Nüsse oder Kerne. Sie enthalten zudem wertvolle ungesättigte Fettsäuren und Vitamine und verschließen den Magen.

Spielt das Geschlecht eine Rolle bei der veganen Ernährung?

Grundsätzlich wird Fleischkonsum mit Männern und Veganismus mit Frauen assoziiert. Laut Statistiken nehmen Frauen (Mischköstlerinnen) tatsächlich um ein Drittel weniger Fleisch zu sich, während sogar doppelt so viele Frauen wie Männer vegetarisch leben. Auch beim Veganismus ernähren sich mehr Frauen als Männer rein pflanzlich. Dies mag den klassischen Stereotypen und Vorurteilen (Frauen sind ständig auf Diät und ernähren sich am liebsten von Salat, sind mitleidig, teilnahmsvoll sowie sanftmütig. Das typische Männergericht besteht aus Fleisch. Ein echter Mann verzichtet nicht auf Fleisch, das ist unmännlich.) entsprechen, bedeutet aber nicht, dass der Mann unter den Veganern unterrepräsentiert ist. Die Zahl der veganen Männer steigt kontinuierlich an. Die statistischen Differenzen und Vorurteile werden kleiner.

Wer recherchiert, welche Promis sich für eine vegane Lebensweise entschieden haben, wird darauf stoßen, dass es sowohl Männer als auch Frauen sind. Die wohl bekanntesten Vertreter sind Natalie Portman, Gwyneth Paltrow, Demi Moore, Venus Williams, Anthony Kiedis, Moses Pelham, Usher, Chris Martin, Tobey Maguire und Ben Stiller. Sie alle sind erfolgreich in Sport, Gesang oder Schauspiel. Selbst der ehemalige Box-Schwergewichtsweltmeister Mike Tyson ist ein bekennender Veganer. Das zeigt deutlich, dass die vegane Ernährung auch beim männlichen Geschlecht immer beliebter wird. Zwar sind derzeit unter den Veganern noch knapp 70 Prozent Frauen und nur 30 Prozent Männer, doch laut Schätzungen kommen täglich etwa 100 männliche Veganer hinzu. Die Zahl der sich rein pflanzlich ernährenden Menschen wird in den nächsten Jahren weiter ansteigen. Denn die vielen Vorteile liegen auf der Hand, und zwar sowohl für die Gesundheit als auch für die Umwelt.

> Das Bundesgesundheitsblatt der Bundesregierung hat erklärt, dass Ernährung von Männern und Frauen wenig mit der biologischen Bestimmung zu tun hat. Vielmehr ist sie ein Resultat der gesellschaftlichen Geschlechter-Rollenerwartungen. Fleisch und Alkohol gelten als starke Nahrungsmittel. Sie sind männlich konnotiert. Obst und Gemüse werden dementsprechend als schwache, weibliche Nahrungsmittel angesehen. Dass sich Frauen aber tatsächlich gesünder ernähren, hat auch mit einem höheren Ernährungswissen zu tun.

Vegane Ernährung in der Schwangerschaft

Wer sich vegan ernährt und schwanger wird, fragt sich, ob es sinnvoll ist, die vegane Ernährung weiterhin aufrechtzuerhalten. Die Angst, dem ungeborenen Kind zu schaden, ist groß. Hinzu kommt, dass dem mütterlichen Körper während der Schwangerschaft besondere Leistungen abverlangt werden. Die DGE hat, was Veganismus während der Schwangerschaft anbelangt, ihre Vorbehalte. Durch den erhöhten Nährstoffbedarf einer schwangeren Frau zweifelt die DGE, dass durch die vegane Ernährung alle wichtigen Nährstoffe abgedeckt werden können. Allerdings wird diese Schlussfolgerung nicht wirklich begründet. Eine sogenannte systematische Übersichtsarbeit zu veganer Kost während der Schwangerschaft, die in Zusammenarbeit mehrerer Wissenschaftler erstellt wurde, kam zu dem Schluss, dass diese als sicher und nährstoffausreichend angesehen werden kann. Voraussetzung ist selbstverständlich eine gute Planung des Speiseplans, denn eine adäquate Nährstoffzufuhr sollte nicht zu kurz kommen. (Es handelt sich um einen Mehrbedarf an speziellen Vitaminen und Mineralien während der Schwangerschaft und Stillzeit)

Nährstoff	tägliche Zufuhr-empfehlung	Zufuhrempfehlung Schwangerschaft	Zufuhrempfehlung Stillzeit
Protein	48 g	+ 10 g	+ 15 g
Vitamin A	0,8 mg	+ 0,3 mg	+ 0,7 mg
Folat	300 µg	+ 250 µg	+ 150 µg
Vitamin B2	1,1 mg	+ 0,2 mg	+ 0,3 mg
Vitamin B6	1,2 mg	+ 0,7 mg	+ 0,7 mg
Vitamin B12	3 µg	+ 0,5 µg	+ 1,0 µg
Magnesium	310 mg	+ 0 mg	+ 80 mg
Eisen	15 mg	+ 15 mg	+ 5 mg
Jod	200 µg	+ 30 µg	+ 60 µg
Zink	7 mg	+ 3 mg	+ 4 mg

Tabelle 1: Nährstoffbedarf Schwangerschaft und Stillzeit

Wie in der Tabelle erkennbar ist, erhöht sich der Bedarf an unterschiedlichen Nährstoffen in der Schwangerschaft zum Teil sogar erheblich. Der zusätzliche Bedarf muss durch die Ernährung gedeckt werden. Das ist enorm wichtig, denn die Stoffwechselvorgänge gehen mit der Entwicklung des Babys einher. Vor allem ab dem zweiten Trimester bedarf der Fötus einer Mehrversorgung von Nährstoffen, da in den ersten Wochen der Schwangerschaft noch kein erhöhter Nährstoffbedarf besteht. Dieser nimmt schrittweise zu. Das gilt auch für die Nahrungsenergie. Das Ungeborene benötigt jeden Monat mehr Energie in Form von Kalorien. Vor allem durch Proteine und Mineralstoffe sowie Vitamine.

- Eine vegane Ernährung kann während der Schwangerschaft zu einem Mangel an Kalzium, Proteinen, Eisen, Zink, Jod, Vitamin B2, Vitamin B6, Vitamin B12 und langkettigen Omega-3-Fettsäuren führen. Das führt unter Umständen zu Komplikationen während der Schwangerschaft und zu Entwicklungsstörungen des Babys. Das bedeutet nicht, dass vegane Ernährung während der Schwangerschaft tabu ist. Schwangere Frauen sollten aber streng auf eine vollwertige vegane Kost achten und ihre Nährstoffzufuhr überprüfen.

Mit einer vollwertigen pflanzlichen Kost lassen sich Probleme in der Schwangerschaft vermeiden. Vitamin B12 sollte aber als Präparat eingenommen werden. Der Mehrbedarf an Kalorien beträgt ab dem zweiten Trimester zwischen 250 und 500 Kilokalorien täglich.

Warum sind Proteine in der Schwangerschaft so notwendig? Und müssen es tierische Proteine sein, so wie manche Hausärzte behaupten?

Aufgrund der Neubildung des Gewebes in der Plazenta sowie des Fötus (und anderen Prozessen) kommt es zu einem höheren Bedarf an Proteinen. Rund zehn Gramm mehr Proteine pro Tag werden von der DGE empfohlen. Ab dem dritten Trimester sollten es bis zu 21 Gramm mehr pro Tag sein. Bei einigen Veganerinnen liegt die Proteinzufuhr teilweise unter diesen Empfehlungen. Daher muss besonders auf eine ausreichende Zufuhr geachtet werden. Dieses muss aber nicht tierischen Ursprungs sein. Eine ausreichende Versorgung ergibt sich ganz leicht und unkompliziert durch den Verzehr von proteinreichen Getreiden, Hülsenfrüchten und Nüssen. Neben Proteinen spielen Omega-3-Fettsäuren bei der Entwicklung des Fötus eine große Rolle. Vor allem langkettige

Omega-3-Fettsäuren. Da fast nur Fisch diese Fettsäure entfällt, können Veganerinnen in der Schwangerschaft den Bedarf mit Leinöl decken.

Alle Vitamine in der oben genannten Grafik lassen sich in der Regel durch Gemüse und Obst decken. Vitamin A lässt sich mit grünem Gemüse wie Wirsing, Mangold, Brokkoli, Spinat und Grünkohl sowie Karotten und Feldsalat abdecken. Vitamin D wird hauptsächlich durch das Sonnenlicht aufgenommen. Deshalb sollten Schwangere viel an der frischen Luft und vor allem bei Sonnenlicht spazieren gehen. Vitamin B1 und B6 kann ebenfalls ausreichend über eine vegane Ernährung gedeckt werden. Allerdings stehen hier nicht so viele Lebensmittel zur Verfügung. Ideal für Schwangere sind Vollkornprodukte, Hülsenfrüchte und Kartoffeln. Sie gewährleisten die Vitamin-B6-Versorgung.

Der Mehrbedarf an Folat, den Schwangere benötigen, lässt sich ebenfalls leicht decken. Und zwar durch grünes Gemüse, Tomaten, Orangen und Blattsalat. Zusammenfassend lässt sich sagen, dass eine vollwertige vegane Ernährung den erhöhten Vitaminbedarf in der Schwangerschaft decken kann. Nur Vitamin B12 sollte, wie bereits erwähnt, als Nahrungsergänzungsmittel eingenommen werden.

Was den Bedarf an Mineralstoffen betrifft, lässt sich dieser in der Schwangerschaft ebenfalls decken?

Der erhöhte Bedarf an Mineralstoffen lässt sich durch pflanzliche Kost decken. Zur Unterversorgung von Eisen, Zink, Kalzium und Jod kommt es nur, wenn nicht ausreichend auf eine abwechslungsreiche Ernährung geachtet wird. Veganerinnen wie auch Nicht-Veganerinnen sind aber oft mit Eisen unterversorgt. Die Einnahme von zusätzlichem Eisen während der Schwangerschaft kann sinnvoll sein. Das kann unter Umständen auch für Zink gelten. Dieses Mineral kommt auch bei Schwangeren, die Mischköstlerinnen sind, oft zu kurz.

- Eine vegane Ernährung während der Schwangerschaft, unter Berücksichtigung des erhöhten Bedarfs an Nährstoffen und Mineralstoffen, ist gewährleistet.

In der Stillzeit vegan ernähren

Muttermilch stellt für das Neugeborene die optimale Ernährung dar. Zudem leistet sie einen wichtigen Beitrag zum Aufbau des kindlichen Immunsystems. Die Ernährung der Mutter beeinflusst logischerweise die Zusammensetzung der Milch. Zudem ergibt sich für die Mutter aufgrund des hohen Nährstoffverlusts in der Stillzeit ein erhöhter Bedarf an Mineralien sowie Proteinen. Was die Vitamine betrifft, so werden diese in der Regel ausreichend gedeckt. Kritisch ist allerdings die Versorgung mit Vitamin B12. Sollte dieses essenzielle Vitamin zu wenig in der Muttermilch vorhanden sein, so kann es beim Säugling zu neurologischen Störungen oder sogar schlimmen Blutstörungen kommen, die oft irreversibel sind. Ansonsten unterscheidet sich die Muttermilch von Veganerinnen kaum von der der Mischkösterinnen. Sie ist sogar in einigen Bereichen, vor allem was die ungesättigten Fettsäuren angeht, besser. Auch die Schadstoffbelastung in der Muttermilch von Veganerinnen ist erstaunlich gering.

- Neugeborene benötigen viel Vitamin B12 über die Muttermilch. Veganerinnen sollten in dieser Zeit auf jeden Fall Vitamin-B12-Präparate einnehmen, damit der Säugling keinen Schaden nimmt.

Schritt 2: Den Umstieg einleiten

Gewicht abnehmen und gesünder Essen – wie lässt sich der Umstieg auf die vegane Ernährung am besten meistern? In diesem Kapitel geht es darum, die vegane Ernährung in den Alltag zu integrieren. Wer den Umstieg auf „vegan" wagen will, erfährt Schritt für Schritt, was es dazu braucht. Eine gute Vorbereitung ist auf jeden Fall hilfreich. Vor allem für diejenigen, die sich bisher wenig mit vegetarischer und pflanzenbasierter Ernährung beschäftigt haben. Erfreulicherweise wird die Umstellung durch die folgenden Tipps leichter gemacht. Damit die vegane Lebensweise die Gesundheit und Lebensqualität nachhaltig verbessert, ist es wichtig, die richtigen Zutaten auszuwählen und abwechslungsreiche Gerichte zu kreieren. Da es eine Fülle an veganen Kreationen gibt, werden hier nur ein paar Tipps und Rezeptideen vorgestellt. Mit diesen Ideen lassen sich viele leckere Gerichte entwickeln.

Wie beginnen: Komplett umsteigen oder lieber langsam umstellen?

Viele, die ihre Ernährung umstellen, fragen sich, ob dies einfach von einem Tag auf den anderen möglich ist. Nun, eine solch große Veränderung, auch wenn sie positiv ist, kann am Anfang nicht ganz einfach sein. Damit nicht nach ein paar Tagen Lust aufkommt, alles wieder hinzuschmeißen, sollte kein Radikalstart hingelegt werden. Zumal der Umstieg auf „vegan" bedeutet, auf alle Fleisch-, Fisch-, Eier- und Milchprodukte zu verzichten. Wenn dann das Gefühl aufkommt, dass man dem nicht gewachsen ist, sollte man diese Gedanken gleich wieder verwerfen und sich vor allem nicht selbst zu stark unter Druck setzen. Natürlich sind ein bisschen Willenskraft und Selbstdisziplin gefragt, aber der Umstieg kann ruhig langsam erfolgen. Das bedeutet, dass Produkte, die nicht vegan sind, nicht weggeschmissen oder verschenkt werden müssen. Diese dürfen erst aufgebraucht werden. Auch muss nicht sofort auf alles Fleisch oder Eier verzichtet werden. Hier sind Selbstexperimente gefragt, zum Beispiel den ersten Monat vegetarisch zu leben und dann erst auf vegan umzustellen.

Es geht darum, dass neue vegane Leben locker zu nehmen. Dann kommt der Gedanke, zu versagen, gar nicht erst auf. Auch wenn auf Fleisch, Eier, Milch und Co. verzichtet werden muss, die vegane Küche ist nicht freudlos. Vor allem, da die Auswahl an pflanzlichen Alternativen sehr groß ist.

- Vegane Ernährung ist kein Verzicht, sondern eine kulinarische Entdeckungsreise.
- Es wird vorkommen, dass man Lust auf eine Currywurst oder ein Schnitzel hat. Das war bei vielen anderen Neu-Veganern nicht anders. Das ist aber nicht schlimm.
- Die Umstellung auf vegan ist ein Prozess. Dieser kann mehrere Wochen umfassen. Die vegane Routine stellt sich nach und nach ein.

Ein konkreter Vorschlag für den Umstieg

Wer vor der Umstellung zu den Fleischessern gehört hat, sollte in der ersten Woche der Ernährungsumstellung noch nicht komplett darauf verzichten. In der zweiten Woche kann dann bereits auf pflanzlichen Fleischersatz umgestiegen werden, dabei dürfen an zwei oder drei Tagen der Woche noch Fleisch, Eier oder Fisch gegessen werden. Ab der dritten Woche sollten die veganen Leckereien schon Vorrang haben. Natürlich kann jeder für sich entscheiden, ob er noch eine Woche länger Fleisch oder Eier essen will, aber es ist sinnvoll, die Pflanzenküche immer mehr in den Alltag zu integrieren. Mit passenden Rezepten lässt sich der kreative Umgang mit der veganen Küche lernen. Die Rezepte sollten bereits am Wochenanfang ausgewählt und ein Speiseplan erstellt werden.

In der vierten Woche beginnt dann das fleischlose, milchlose und eierlose vegane Leben. Zu diesem Zeitpunkt wird das Zubereiten von pflanzlichen Gerichten bereits viel leichter von der Hand gehen. Zudem sind viele Lebensmittel für Fleisch- und Milchersatz schon bekannt. Gleichzeitig bemerken Neu-Veganer nun auch erste Veränderungen. Das Wohlgefühl und die Energie nehmen zu. Allmählich werden die auferlegten Vorschriften nicht mehr als Zwang und Verzicht angesehen. Die vegane Küche macht jetzt Spaß und es kristallisieren sich erste vegane Vorlieben heraus. Je nach Lust und Laune lassen sich jetzt neue vegane Gerichte ausprobieren.

Die fünfte Woche dient veganen Einsteigern zur Stabilisierung und Verfestigung des neuen Lebensstils. Ein Tagebuch hilft dabei, ein erstes Resümee zu ziehen. Mit Leichtigkeit geht es nun weiter. Die vegane Ernährung kann danach in vollen Zügen genossen werden.

Vorbereitung: Alternativprodukte, Planung und Rezeptideen

Zu einer guten Vorbereitung gehört zuerst, sich darüber klar zu werden, aus welchem Grund die vegane Ernährungsumstellung erwünscht ist. Wer sich dessen bewusst ist, kann das seinem Umfeld und der Familie überzeugend erklären und lässt sich auch keinen Druck machen. Im Vordergrund sollte dabei eine positive Einstellung stehen. Besonders als frischgebackener Veganer kommen viele kleine Herausforderungen auf einen zu. Diese lassen sich mit Optimismus und klarer Motivation viel besser meistern. Genauso wichtig ist eine gute Planung. Das beinhaltet das Wissen, dass nicht alles, was vegan ist, auch gesund ist. Snacks vom Kiosk oder Imbiss, Fastfood und Chips sind auch als Veganer keine Wohltat für den Körper. Hier ist es besser, sich zu überlegen, welche Snacks und Sandwiches von einem selbst für die Mittagspause oder zwischendurch zubereitet werden können. Ein Vollkorntoast mit veganem Aufstrich oder Avocado schmeckt zum Beispiel sehr lecker und ist gesund.

Bei der Vorbereitung auf die vegane Ernährungsweise sollten zudem die passenden Zutaten bereits im Haus sein. Deshalb sollte man sich frühzeitig um Ersatz für Fleisch, Eier, Fisch und Milchprodukte kümmern. Pflanzliche Alternativen für Fleisch sind neben veganen Brotaufstrichen unter anderem Tofu, Tempeh, Seitan oder Lupinen und Soja. In allen sortierten Supermärkten und Bioläden findet sich eine große Auswahl davon. Die Alternativen schmecken nicht weniger gut als Fleisch. Im Gegenteil. Selbst viele Fleischesser zeigen sich mittlerweile von den veganen Alternativen begeistert oder bemerken den Unterschied schlichtweg nicht. Besonders beliebt in der veganen Küche ist Tofu in all seinen Formen wie Räuchertofu, Seidentofu, gewürzter Tofu oder Naturtofu. Das Produkt aus Sojabohnen ist ein hervorragender Eiweiß- und Kalziumlieferant und versorgt den Körper mit allen acht essenziellen Aminosäuren. Diese kann der Körper nicht selbst herstellen.

Was kann sonst überhaupt noch gegessen werden? Keine Sorge. Die vegane Reise ist eine köstliche Genussreise mit zahlreichen Produkten und Gerichten. Die meisten davon sind einfach und schnell zubereitet. Rezeptideen gibt es mittlerweile nicht nur in Kochbüchern, sondern auch online auf Food-Blogs oder per App. So manches Lieblingsgericht wie zum Beispiel Spaghetti Bolognese lässt sich in einer leckeren veganen Variante kochen. Statt Hackfleisch nimmt man einfach Soja- oder Hefeflocken. Als

Ersatz für Sahne und Milch dienen unter anderem Hafer-, Reis-, Mandel- oder Sojamilch oder Kokossahne/-milch. Apfelmus oder eingeweichte Chiasamen stellen beim Backen und Kochen das ideale „vegane Ei" dar. Aus rohem Gemüse wie Gurke, Karotte und Paprika lässt sich schnell ein leckerer Snack zaubern. Dazu noch Hummus und ein selbstgemachter Aufstrich – das alles ist im Handumdrehen zubereitet. Gemüsepfannen mit Buchweizen, Couscous, Quinoa oder Amaranth schmecken fantastisch mit Falafel oder Bratlingen. Vegane Suppen und Eintöpfe aus Hülsenfrüchten sind großartige Nährstofflieferanten und machen zudem satt. All diese Beispiele sind nur einige von vielen kulinarischen Zutaten und Zubereitungsideen. Der Umstieg auf „vegan" bedeutet nicht nur Verzicht, sondern auch eine unglaublich köstliche Bereicherung.

Worauf bei der veganen Ernährungsumstellung achten?

Die vegane Ernährung ist grundsätzlich in allen Altersklassen und unabhängig vom Geschlecht durchführbar. Wer eine chronische Krankheit hat, kann sich ebenfalls für eine Ernährungsumstellung entscheiden, sollte dann allerdings Rücksprache mit dem behandelnden Arzt halten.

Der vegane Speiseplan ist mit jeder Menge Hülsenfrüchte, Getreide, Sojaprodukten, Obst, Gemüse und Nüssen angereichert. Die pflanzlichen Lebensmittel besitzen viele wichtige Vitamine, Kohlenhydrate, Omega-6-Fettsäuren und Ballaststoffe sowie Folsäure, Kalium Carotinoide und Magnesium. Dennoch können einige essenzielle Nährstoffe bei Veganern zu kurz kommen. Denn der komplette Verzicht auf tierische Lebensmittel bedeutet, auf bestimmte Nährstoffe zu verzichten, die in diesen Produkten in großer Menge vorkommen. (Weiter hinten im Buch wird noch einmal ganz konkret auf die Nährstoffe eingegangen.)

Wer sich für die vegane Ernährung entscheidet, sollte bei der Umstellung auf folgende Ernährungstipps achten:

- Beim Einkaufen sollten nährstoffreiche, am besten unverarbeitete Lebensmittel mit Vitaminen und Mineralstoffen ausgewählt werden. Damit kann die Versorgung mit zu kurz kommenden Nährstoffen sichergestellt werden.
- Bei der Zusammenstellung des täglichen Speiseplans ist es wichtig, auf Vielfalt und Abwechslung zu achten. Hier sollte am besten auf alle pflanzlichen Lebensmittelgruppen zurückgegriffen werden.
- Weiterhin sollte eine Versorgung mit Vitamin B12 gewährleistet sein, z. B. durch die Einnahme eines Vitamin-B12-Präparates.
- Es sollte stets auf genügend Proteine aus Soja und Hülsenfrüchten, Bohnen, Kichererbsen, Mais oder Linsen geachtet werden. Auch Nüsse sind gute Proteinquellen.
- Selbstgekochtes ist immer empfehlenswerter als stark verarbeitete Lebensmittel.
- Im täglichen Ernährungsplan sollten Lebensmittel mit Omega-3-Fettsäuren wie Walnüsse, Avocados oder Leinöl vorhanden sein.
- pflanzliche Lebensmittel aus biologisch-ökologischem Anbau einkaufen und Vollkorn- statt Weißmehlprodukte auswählen
- Ein regelmäßiger Besuch beim Arzt für eine Blutanalyse sollte vor allem zu Beginn der Ernährungsumstellung erfolgen. Bei festgestelltem Nährstoffmangel kann die vegane Ernährung entsprechend angepasst werden.
- Vegan-Einsteiger sollten sich grundsätzlich intensiv informieren und qualifizierte Quellen dafür verwenden. Auch eine Ernährungsberatung beim Arzt oder einem Ernährungsexperten ist sinnvoll.

Nützliche Praxistipps für den langsamen Einstieg

Motivation vor Augen führen

Um den Einstieg in die vegane Ernährung erfolgreich zu meistern, bedarf es Motivation. Denn es gibt kaum etwas, das ohne Motivation, Grund und Ziel gelingt. Und das gilt auch für die Umstellung auf vegan. Wer sich die Motivation nicht immer wieder vor Augen führt und nicht weiß, warum er sich vegan ernährt, wird kaum dranbleiben. Es gibt viele gute Gründe, die für eine pflanzliche Kost sprechen. Durch die Definition eines klaren Ziels lässt man sich nicht so schnell aus der Bahn werfen. Um die eigene Überzeugung zu festigen, ist es hilfreich, sich am Anfang mit Büchern und Filmen zum Thema Veganismus einzudecken.

Geduld mit sich selbst und anderen

Vor der Entscheidung, vegan zu werden, hat normalerweise ein innerer Prozess stattgefunden. Womöglich gab es einen Impuls für diese Entwicklung. Den inneren Gedankengang bekommen Freunde und Familie normalerweise nicht mit. Wer dann die Botschaft verkündet, dass er sich ab sofort vegan ernährt, trifft nicht unbedingt nur auf Offenheit. Unverständnis kann enttäuschend sein. Doch hier ist Geduld gefragt. Die Akzeptanz kommt, manchmal dauert es nur ein bisschen. Sich deswegen fertig zu machen, ist nicht der richtige Weg. Jetzt gilt es, bei sich selbst zu bleiben und sich nicht zu stressen. Sprich, auch Geduld mit sich selbst ist gefragt. Es geht nicht um Perfektion, sondern darum, es zu versuchen.

Unterstützung suchen

Wer sich mit Gleichgesinnten austauscht, hat es leichter. Wer im Freundeskreis keine Veganer hat, kann sich im Internet Unterstützung suchen. Hier helfen soziale Netzwerke und Blogs. Selbst Freundschaften lassen sich über die veganen Netzwerke schließen. Das Internet eröffnet für Neu-Veganer jedenfalls großartige Möglichkeiten. Dort lassen sich Kontakte knüpfen und es ist möglich, von Erfahrungen anderer zu profitieren und seelische Unterstützung zu erhalten. Niemand muss ein Alleingänger-Dasein fristen. Es gibt viele Menschen, die der gleichen Ansicht sind wie man selbst.

Spaß am Anderssein haben

Und hier passt der nächste Punkt perfekt rein. Anstatt sich als Außenseiter zu fühlen, sollte man einfach den Blickwinkel ändern und Spaß am Anderssein haben. Klar ist es nicht immer schön, aus der Masse zu fallen. Doch als Veganer ist man progressiv und zukunftsorientiert. Man tut nicht nur sich, sondern auch der Umwelt Gutes und zeigt sich in vielerlei Hinsicht solidarisch. Mit gutem Beispiel vorangehen, könnte das Motto eines Neu-Veganers sein. Zwar wird man hier und da anecken, doch die Menschen im Umfeld werden die Entscheidung irgendwann nicht mehr infrage stellen. Und anders als die anderen zu sein und den eigenen Weg zu gehen, erzeugt Respekt und stärkt die eigene Identität. Deshalb sollte man stolz auf sich sein und den Veganismus als Möglichkeit ansehen, um sich weiterzuentwickeln. Und zwar mit viel Spaß.

Gute Organisation ist die halbe Miete

Gute Organisation erleichtert den Einstieg in die bzw. den Umstieg zur veganen Ernährung. Wer etwas Neues lernt, sollte deshalb einen Plan haben, sich Notizen machen und Zettel (Einkaufszettel) schreiben. Ideal ist ein Wochenplan, der beinhaltet, wann und wo gegessen wird und was auf dem Speiseplan steht. Das spart Zeit, Mühe und Geld. Wer im Voraus schon weiß, was es am nächsten Morgen zum Frühstück, Mittag- und Abendessen gibt, kommt nicht ins Schleudern. Zum Beispiel können für die Arbeit am Abend vorher ein paar Snacks und ein veganes Pausenbrot eingepackt werden. Das sollten vor allem Obst und Nüsse sein. Aber auch Gemüsesticks oder vegane Riegel sind erlaubt.

Keine Angst vor Heißhunger

Heißhunger kommt am Anfang der Ernährungsumstellung häufig vor. Die Gründe dafür sind vielfältig. Oft aber liegt es daran, dass der Körper zu wenig Wasser oder Nahrungsenergie erhält. Eine starke Restriktion von Kalorien führt früher oder später zu einem enormen Verlangen nach Essen, und zwar leider oftmals nach Süßigkeiten oder Junkfood. Bei der Umstellung auf vegane Kost geht es auch nicht darum, viele Kalorien wegzulassen, sondern sich vollwertig zu ernähren. Und genau das stoppt das Hungergefühl. Übrigens, die meisten pflanzlichen Lebensmittel sind kalorienärmer als Tierprodukte oder Fertiggerichte. Wichtig ist, regelmäßig zu essen. Die Lust auf Süßes ist auch in Ordnung. Vielen Vegan-Einsteigern hilft am Anfang ein „Cheatday". Das ist ein ausgewählter Tag in der Woche, an dem man sich verbotene Leckereien gönnen (in Maßen) darf. Nach ein paar Wochen als Veganer wird der Heißhunger weniger. Die gesunde Ernährung hemmt das ungewollte Lustgefühl nach Süßem und Chips. Sollte aus psychischen Gründen wie Stress trotzdem mal eine Süßigkeit gegessen werden, sollte man nicht zu streng mit sich sein. Eine Ausnahme bleibt immer eine Ausnahme.

Schritt 3: Die richtigen Lebensmittel

In diesem Kapitel geht es darum, die Lebensmittel kennenzulernen, welche die Eckpfeiler einer gesunden veganen Ernährung darstellen. Mit ihnen lässt sich ein bedarfsdeckender und nährstoffreicher Speiseplan zusammenzustellen. Es gibt zahlreiche pflanzliche Lebensmittel und Alternativen für Ei und Fleisch, die köstlich schmecken und eine vegane Küche bereichern. Grundsätzlich gibt es fünf Lebensmittelgruppen, die in der veganen Ernährung im Fokus stehen. Das sind:

- Obst
- Gemüse
- Hülsenfrüchte
- Vollkorngetreide
- Nüssen und Samen

Sie stellen die Basis einer jeden gesunden Ernährung dar. Studien kommen zu dem Schluss, dass diese Lebensmittelgruppen gesundheitsfördernd sind und sich positiv auf die Sterblichkeit auswirken. Dem Getreide wird dabei eine besondere Rolle zugeschrieben, denn dieses stellt seit über 10.000 Jahren das Grundnahrungsmittel der Menschen dar. Trotz der vorteilhaften Wirkung von Vollkorngetreide wird der regelmäßige Konsum noch immer von vielen diskreditiert. Bevölkerungsgruppen auf Sardinien, in Loma Linda, auf Ikaria oder der Nicoya-Halbinsel, die sich heute noch vornehmlich von Vollkorn ernähren, werden überdurchschnittlich alt und viele Menschen sogar über 100 Jahre. Auch Hülsenfrüchte werden in diesen Regionen sehr viel gegessen. Sie haben einen hohen Anteil an Proteinen. Dennoch wird das gesundheitliche Potenzial von Hülsenfrüchten oft verkannt.

Das gilt interessanterweise auch für Obst. Bei einigen Ernährungsformen wird vor dem Verzehr von Obst gewarnt, da dieses aufgrund des Fruchtzuckers zu viele Kalorien enthalten würde. Es gibt sogar Autoren, die vor Nüssen warnen, weil sie angeblich dick machen. Wissenschaftliche Untersuchungen bestätigen diese falschen Wahrheiten zum Glück nicht. Im Gegenteil: Sie weisen auf eine ganze Reihe an gesundheitlichen Vorteilen durch den Verzehr von Obst und Hülsenfrüchten hin. Dennoch halten sich viele Gerüchte hartnäckig, da einfach noch immer zu viele Fehlinformationen kursieren. Sie tragen leider dazu bei, dass viele Menschen heute bestimmte Lebensmittel, die sehr gesund sind, meiden. Was sagt das aus? Wissen zur Lebensmittelkunde und zu den Nährstoffen stellt einen wichtigen Punkt für Veganer dar. Wer einen bedarfsgerechten veganen Speiseplan erstellen will, muss sich Wissen über pflanzliche Lebensmittel aneignen und sich darüber im Klaren sein, dass es falsche Vorurteile gibt, die nicht dabei helfen, sich gesund zu ernähren.

Die vegane Lebensmittelpyramide

Die vegane Ernährungspyramide veranschaulicht, welche Lebensmittel geeignet sind. Es gibt unterschiedliche Varianten von verschiedenen Institutionen. In diesem Buch wird eine siebenstufige Ernährungspyramide vorgestellt, mit der vollwertig gegessen und getrunken werden kann. Sie lässt sich unkompliziert in den Alltag vegan lebender Menschen integrieren. Natürlich lassen sich auch andere Modelle verwenden. Doch dieser Ernährungskreis der veganen Ernährung in Form der Lebensmittelpyramide enthält die wichtigsten veganen Grundnahrungsmittel zur Nährstoffbedarfsdeckung.

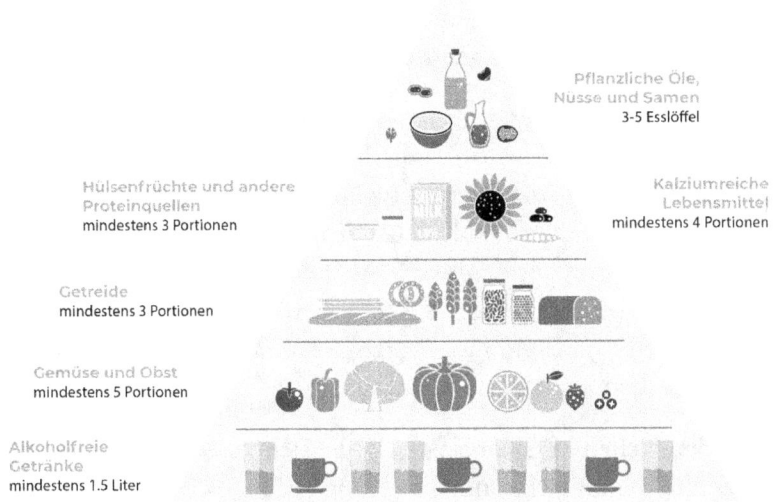

Abbildung 2: Die vegane Lebensmittelpyramide

Wie in der Grafik ersichtlich ist, werden Fleisch, Eier und Milchprodukte durch pflanzliche Produkte ersetzt. In der vorliegenden veganen Lebensmittelpyramide werden sie vereinfacht durch Hülsenfrüchte, Pilze, Getreide sowie Nüsse und Samen abgelöst. Sie zeigt auch, dass eine pflanzliche Ernährung durchaus gesund ist und zahlreiche Vorteile hat. Denn sie ist automatisch reich an Vitaminen, Mineralstoffen sowie sekundären Pflanzenstoffen. Zudem sind viele gesunde ungesättigte Fettsäuren und viele Ballaststoffe enthalten. All diese Inhaltsstoffe wirken sich positiv auf die Gesundheit aus. Weggelassen werden in der Lebensmittelpyramide Fertigprodukte, Süßigkeiten und Chips. Ab und zu darf man diese natürlich mal naschen, aber ideal ist es, sie durch Früchte, Trockenfrüchte und Nüsse zu ersetzen. Dank der pflanzlichen Produktvielfalt, die in den Supermärkten und Bioläden zu finden ist, sollte es kein Problem sein, auf vollwertige vegane Lebensmittel zu bauen.

- Grundsätzlich gilt beim Lesen der Lebensmittelpyramide: Je weiter unten sich Lebensmittel in der Pyramide befinden, desto mehr sollten diese konsumiert werden. In diesem Fall sind es Gemüse und Obst.

- Die Lebensmittel an der Spitze sollten stets nur in geringen Mengen konsumiert werden. Produkte, die sich unten in der Pyramide befinden, sind reichlich zu konsumieren.

Proteinlieferanten der veganen Lebensmittelpyramide wie Hülsenfrüchte (Soja inklusive) lassen sich mit Fleisch- und Käseersatzprodukten ergänzen. Das ist kein Muss, aber für Fleisch- und Käseliebhaber stellen sie ideale Alternativen dar. Pilze sind in der Pyramide weit unten, denn sie enthalten ebenfalls viele Proteine und darüber hinaus liefern sie das wichtige Vitamin B12 sowie gesunde Fette. Auch können sie das B2-Vitamin, das in Milchprodukten vorhanden ist, kompensieren.

Die pflanzlichen Milchalternativen, die sich weiter oben in der Lebensmittelpyramide befinden wie Soja-, Mandel- Hafermilch oder Pflanzenquark sind in vielen Fällen mit Kalzium und anderen Nährstoffen angereichert.

Ganz oben in der veganen Lebensmittelpyramide finden sich gesunde pflanzliche Fette. Auch Nüsse gehören in diese Kategorie. Diese Lebensmittel sind zwar gesund und nährstoffhaltig, sollten aber aufgrund der Fette und vielen Kalorien nicht übermäßig, sondern eher sparsamer konsumiert werden. Was die Pflanzenöle angeht, so sind in der veganen Ernährung vor allem natives Olivenöl, Rapsöl, Leinöl, Hanföl und Chiaöl wichtige Öle. Denn sie haben einen hohen Gehalt an Omega-9-Fettsäuren und sind reich an Omega-3-Fettsäuren. Auf raffinierte Öle (vor allem mit viel Omega-6-Fettsäuren und gesättigten Fettsäuren) sowie Margarine sollte weitestgehend verzichtet werden.

Die Getränke, die sich in der veganen Lebensmittelpyramide ganz unten befinden und damit den wichtigsten Punkt darstellen, sagen aus, dass Flüssigkeit ein wichtiger Bestandteil der Ernährung ist. Mindestens 1,5 bis zwei Liter sollten pro Tag getrunken werden. Zudem sollten sie keinen hohen Zuckergehalt aufweisen. Fruchtsäfte, Softdrinks, Energydrinks und Alkohol am besten weglassen, dafür viel ungesüßten Tee und Wasser!

Die vegane Lebensmittelpyramide nochmals in der Übersicht:

1. Getränke: mindestens 1,5 Liter und idealerweise alkoholfrei; am besten kalorien- und zuckerfreie Getränke wie Wasser oder Tee
2. Obst und Gemüse: fünf Portionen oder mehr und möglichst saisonal, regional und bunt
3. Getreide, Kartoffeln, Pseudogetreide: drei Portionen, hier Vollkornprodukte bevorzugend; sehr gesund sind Quinoa, Hirse, Buchweizen sowie Dinkelreis
4. Hülsenfrüchte und andere Proteine: eine Portion wie Bohnen, Linsen, Erbsen, Kichererbsen und Soja
5. Lebensmittel mit Kalzium: vier Portionen wie kalziumreiches Wasser, Pflanzenmilch, Mandeln, Sesam, getrocknete Feigen sowie oxalatarme Gemüsesorten (Grünkohl und Brokkoli)
6. Vegane Öle, Nüsse, Samen und Avocados: bis zu fünf Esslöffel pro Tag
7. Spezielle Nährstoffe und Jod: bei Bedarf

Die vegane Lebensmittelpyramide hilft Personen, die sich für eine vegane Lebensweise entschieden haben, schnell und unkompliziert, die Empfehlungen für eine gesunde pflanzliche Ernährung in die Praxis umzusetzen. Sie enthält alle essenziellen Nährstoffe und trägt dazu bei, das Risiko für Krankheiten oder einen Mangel zu minimieren.

Obst und Gemüse

Obst und Gemüse gehören zu jeder gesunden Ernährung dazu. Den Ratschlag von der Oma „Iss Obst und Gemüse mein Kind!", sollte man ruhig annehmen. Er beruht auf wissenschaftlichen Erkenntnissen. Obst und Gemüse haben einen hohen gesundheitlichen Nutzen. Sie können sogar unbegrenzt gegessen werden. Neben zahlreichen Vitaminen und Nährstoffen haben das meiste

Obst und Gemüse nur eine geringe Anzahl an Kalorien und so gut wie kein Fett.

- Laut Ernährungsgesellschaften sollen jeden Tag fünf Portionen Gemüse und Obst gegessen werden. (Oder in der Summe zwischen 400 und 650 Gramm.) Dabei gilt immer: Je mehr Gemüse und Obst gegessen werden, desto geringer ist das Risiko für das Eintreten von bestimmten Krankheiten.

Traurigerweise essen in Deutschland nur 13 Prozent der Befragten die empfohlene Mindestmenge an Obst und Gemüse. Zu diesem Schluss kommt die Nationale Verzehrstudie II. Die Hälfte der Deutschen nimmt zudem weniger als 250 Gramm Obst pro Tag zu sich. Sowohl bei einer Mischkosternährung als auch bei einer rein veganen Ernährung ist ein zu geringer Gemüseverzehr die häufigste Ursache für Krankheiten wie Bluthochdruck, Herzerkrankungen, Schlaganfälle und frühen Tod. Auch, so wird vermutet, haben Obst und Gemüse krebspräventive Wirkungen.

Gemüse wird oft als Kategorie angesehen, innerhalb derer es keine Unterschiede zwischen den verschiedenen Sorten gibt. Dabei wirkt sich jede Gemüseart unterschiedlich auf die Gesundheit aus. Entsprechend muss beim Gemüseverzehr berücksichtigt werden, dass manches Gemüse eine sehr hohe gesundheitliche Wirkung hat, anderes wiederum nicht so sehr. In diesem Kapitel wird vor allem der Verzehr von besonders gesunden Arten beleuchtet, denn Veganer müssen bei der pflanzlichen Ernährung vermehrt auf Nährstoffe achten.

Besonders gesund und präventiv ist Gemüse aus der Familie der Kreuzblütler. Dazu zählen unter anderem Brokkoli, Grünkohl, Rosenkohl und Pak Choi. Ebenfalls sehr gesund ist Gemüse aus der Familie der Zwiebelgewächse. Dazu zählen Knoblauch, Zwiebeln und Frühlingszwiebeln. Studien haben herausgefunden, dass innerhalb dieser Familien die krebshemmende Wirkung von Rosenkohl und Grünkohl besonders hoch ist. Auch Brokkoli und Rotkohl haben diese Wirkung, wenn auch nicht ganz so stark.

So ist beispielsweise die antiproliferative (krebshemmende) Wirkung von Rosenkohl und Grünkohl noch stärker als die von Brokkoli, Rotkohl und Blumenkohl. All diese Kreuzblütler sind wiederum um ein Vielfaches wirksamer als beispielsweise Pak Choi, obwohl sie aus derselben Familie stammen.

- Knoblauch übertrifft alle Gemüsesorten, was die protektive Wirkung gegen Krebs anbelangt. Auch Lauch (Porree) hat eine vergleichbare Wirkung. Kreuzblütler können das Dickdarmkrebs- und Bauchspeicheldrüsenkrebsrisiko senken, wenn sie regelmäßig verzehrt werden.

Bei der veganen Ernährung darf jedes Gemüse gegessen werden. Konkret sollten vor allem **Kreuzblütler, Zwiebelgewächse und dunkles Blattgemüse wie Spinat** auf dem veganen Speiseplan stehen. Sie sind wahre Meister, was den Gehalt an Nährstoffen angeht. Sie sollten häufig verzehrt werden. Zudem haben sie neben der genannten krebshemmenden Wirkung auch antioxidative Eigenschaften.

Damit Veganer sich im Gemüse-Dschungel zurechtfinden, sollten sie sich an Klassifizierungen orientieren, welche das Gemüse mit hohem Nährstoffgehalt oder gesundheitsförderlicher Wirkung auflisten. Der ANDI-Score des amerikanischen Mediziners Dr. Joel Fuhrman ist an dieser Stelle zu nennen. Es zeigt auf einfache Weise und auf einen Blick auf, welches Gemüse und Obst die meisten Nährstoffe haben. Zu den Top Zehn der Gemüsesorten zählen in dieser Kategorie Brunnenkresse, Knoblauch, Grünkohl, Blattkohl, Senfblätter, Rote Beete, Spinat, Brokkoli, Blumenkohl und Mangold.

Rosenkohl, Rucola, Aubergine, Petersilie, Blattsalat und Weißkohl gehören ebenfalls in die engere Auswahl.

- Wer die Wahl zwischen einer anderen Gemüsesorte oder einer aus der „Bestenliste" hat, sollte immer ein Top-Gemüse vorziehen.

Auf den ersten Blick mag dieses Gemüse nicht gerade die schmackhafteste Wahl sein. Doch es kommt auf die Zubereitung und Würzung an. Dann schmeckt zum Beispiel auch Rosenkohl vorzüglich. Veganer sollten der Zubereitung von Gemüse deshalb große Beachtung schenken und den genannten Top-Gemüsen eine Chance geben. Natürlich dürfen auch andere Gemüsesorten gegessen werden. Sie sind aber nicht so wirksam und gesundheitsschützend.

Zubereitungstipps für Gemüse

Genauso wichtig wie die Auswahl des richtigen Gemüses ist die Zubereitung. Schließlich sollen Nährstoffe und Vitamine nicht verloren gehen. Das kann passieren, wenn das Gemüse falsch zubereitet wird. Es geht im Folgenden also darum, wie beim Verzehr von Gemüse die wertvollen Inhaltsstoffe, die für Veganer besonders wichtig sind, behalten werden können. Mit ein paar einfachen Tricks bleibt das Gemüse gesund. Grundsätzlich ist immer eine schonende Zubereitung ratsam. Zudem hat es einen Grund, warum Gemüse vor dem Kochen kleingeschnitten wird. Dadurch lässt sich die Aufnahme bestimmter Nährstoffe verbessern, die sonst durch die umgebenden Ballaststoffe beim Essen nicht aufgenommen werden könnten.

- Schonende Zubereitungsmethoden für Gemüse ist Kochen, Dämpfen, Braten und Backen.
- Das Zerkleinern von Gemüse sorgt für eine bessere Aufnahme von Nährstoffen.
- Rohes Gemüse sollte püriert, gepresst oder geraspelt werden, um die Nährstoffaufnahme zu erhöhen.
- Paprika ist ein Gemüse, das keine Hitze mag und dadurch seine Nährstoffe verliert. Es sollte lieber roh gegessen werden.
- Das Garen von Gemüse ohne Wasser ist die beste Option. Hier bleiben Vitamine und Mineralstoffe am besten erhalten.

Erhitzen von Gemüse: Bei einigem Gemüse wie Tomaten, Stangensellerie oder Karotten lässt sich durch Erhitzen bzw. Kochen der Gehalt von sekundären Pflanzenstoffen erhöhen und sie werden vom Körper auch besser aufgenommen. Bei Tomaten geht beim Kochen kaum Vitamin C verloren. Damit das passiert, müssen sie schon sehr lange gekocht werden. Sie stellen somit eine ideale Basis für alle Gemüsegerichte dar.

> **Schon gewusst?** Wer beim Kochen von Gemüse geringe Mengen an Pflanzenöl oder pflanzlichen Fetten in Form von Nüssen, Samen oder Avocados hinzugibt, erhöht die Aufnahme von sekundären Pflanzenstoffen und Vitaminen. Die antioxidativen Eigenschaften und Vitamine lassen sich am besten durch Dämpfen und Backen erhalten – sprich ohne den direkten Kontakt von Wasser. Beim Kochen in Wasser lösen sich einige Nährstoffe und vor allem die wasserlöslichen Vitamine auf. Aber keine Sorge: Bei der Zubereitung einer Suppe bleiben diese im Wasser enthalten, da dieses in der Suppe verbleibt. Anders ist es natürlich, wenn Gemüse gekocht und das Kochwasser anschließend weggeschüttet wird.

Was die Aufbewahrung vor der Zubereitung anbelangt, gilt es ebenfalls, einiges zu beachten. Vor allem von dem wertvollen Vitamin C geht durch Ernte, Transport und Lagerung bereits etwas verloren. Der Vitamin-C-Gehalt kann durch schnelles Blanchieren und anschließendem Tiefgefrieren erhalten bleiben. Umso länger Gemüse aufbewahrt oder gelagert wird, desto mehr verliert es an Vitaminen. Mehr sogar als durch das bloße Erhitzen.

- Wenn rohes Gemüse nach dem Aufschneiden bei Zimmertemperatur stehengelassen wird, verliert es nach zwei Stunden schon 30 Prozent an Vitamin C und anderen Nährstoffen.
- Gemüse und Obst immer unter Lichtausschluss und im Kalten aufbewahren.

- Gemüse und Obst sollten immer mit der Schale verzehrt werden, sofern diese essbar ist. (In der Schale der Äpfel sind siebenmal mehr Vitamine enthalten als im Fruchtfleisch. Das gilt auch für die Mineralstoffe und Proteine).
- Geschnittenes Obst und Gemüse sollten deshalb immer luftdicht verschlossen und im Kühlschrank oder Kühlraum gelagert werden.
- Durch Zugabe von Essig oder Zitronensaft lässt sich der Vitaminverlust reduzieren.

Obstkonsum als Veganer

Obst ist gesund. Es wird aber heute viel zu oft mit Zucker und Kalorien in Verbindung gebracht und aus diesem Grund zu Unrecht als „Dickmacher" bezeichnet. Klar, Fruchtzucker ist und bleibt Zucker. Dennoch schadet er dem menschlichen Organismus (wenn keine Primärerkrankungen vorliegen) nicht, wie oft angenommen wird. Obst ist ein überaus wertvolles Lebensmittel für alle Menschen, besonders für Veganer.

- Obst macht nicht dick, führt nicht zu Stoffwechselerkrankungen und auch keiner Fettleber.

Die bereits im Buch genannte Global Burden of Disease Study weist darauf hin, dass nicht nur ein geringer Verzehr von Gemüse, sondern auch ein zu geringer Verzehr von Obst zu einer vorzeitigen Mortalität führt und Risikofaktor zahlreicher Erkrankungen ist. Eine Studie mit zahlreichen Teilnehmern, die über 20 Jahre lief, zeigte, dass bei einem hohen Obstkonsum ein vermindertes Risiko für Diabetes Typ 2 gegeben ist. Ein Grund sind die vielen Ballaststoffe und sekundären Pflanzstoffe in Früchten. Besonders gesundheitserhaltend sind in diesem Zusammenhang Heidelbeeren und andere Beeren.

- Bei Beeren steigen der Blutzuckerspiegel und Blutdruck nicht so stark.

- Beeren haben viele wichtige Nährstoffe.
- Beeren sorgen dafür, dass der Insulinspiegel niedrig bleibt.
- Beeren vermindern das Risiko, an Herzerkrankungen zu leiden.
- Beeren lassen sich optimal einfrieren. Sie verlieren dabei auch keine Nährstoffe.

Die positive Wirkung von Früchten und Beeren zeigt, wie gesund diese sind. Vor allem, wenn sie unverarbeitet gegessen werden. Und hier kommt das Aber: Sobald Obst zu einem Fruchtsaft verarbeitet wird, verändert sich die Eigenschaft von Fructose. Wer, statt Obst zu essen, nur Säfte trinkt, der tut seiner Gesundheit weniger Gutes. Besonders Diabetiker sollten bei Fruchtsäften aufpassen. Bei vollwertigen und ganzen Früchten dürfen sie aber zurückgreifen. Denn eine Reduktion des empfohlenen Obstkonsums wird Diabetikern nicht geraten.

Eine Metaanalyse zeigte zudem, dass Fruchtsäfte und auch Fruchtsirup zu Bluthochdruck, Herz-Kreislauf-Erkrankungen, Übergewicht sowie einem gestörten Fett- und Cholesterinhaushalt sowie Schlaganfällen führen können. Ein vermehrter Konsum von frischem Obst und Beeren kann das Krankheitsrisiko und sogar das Krebsrisiko hingegen senken. Veganer dürfen also kräftig zu Obst langen.

- Für Veganer gilt: Frisches Obst ja, Fruchtsäfte und Sirup nein.

Welches Obst ist am gesündesten? Wie auch beim Gemüse hat nicht jedes Obst gleich hohe positive Eigenschaften. Da Veganer besonders auf Nährstoffe achten müssen, beleuchtet das Kapitel im Folgenden die geeignetsten Obstsorten für die pflanzliche Ernährung. In Deutschland essen viele Menschen vor allem Äpfel und Bananen. Erdbeeren und andere Beeren werden dagegen weniger gegessen. Der Apfel hat in Deutschland einen hohen Stellenwert und gilt als das „Obst schlechthin". Dabei hat er eine weniger starke antioxidative Kraft als andere Früchte und besitzt auch nicht so viele Nährstoffe und Vitamine wie angenommen. Auch Bananen haben sehr geringe Werte. Beeren dagegen liegen ganz weit vorne, was Nährstoffe betrifft. Cranberrys, Heidelbeeren, Himbeeren, Brombeeren und Granatäpfel haben zum Beispiel zehnmal so viele antioxidative Kräfte als Bananen. Selbst wer viele Bananen isst, wird weniger Antioxidantien aufnehmen als jemand, der ein paar Beeren nascht. Dennoch bedeutet das nicht, dass man bestimmtes Obst meiden sollte. Sinnvoll ist es aber, als Veganer aus ökologischen Gründen vermehrt auf regionales und saisonales Obst zurückzugreifen. Denn exotische Früchte haben lange Transportwege hinter sich und das ist nicht gerade nachhaltig.

Tipps für den Verzehr von Obst: Am besten isst man Obst im Ganzen. Beim Verarbeiten gehen Nährstoffe verloren und die Wirkung von Fructose und anderen Inhaltsstoffen ändert sich. Zudem hält ganzes Obst länger satt. Das gilt auch für Smoothies, wobei diese ein bisschen weniger wertvoll sind, was Nährstoffe angeht.

- Grundsätzlich sollte Obst frisch und unverarbeitet konsumiert werden.
- Smoothies dürfen zubereitet werden. Sie können die antioxidative Wirkung verstärken, besonders wenn sie aus Äpfeln, Birnen, Kaki und Mandarinen hergestellt werden.

Obst führt nicht zu Übergewicht

Weltweit sind mehr als ein Drittel aller Menschen übergewichtig. Oft wird als Ursache ein Überkonsum von Zucker und Obst genannt. Auf den ersten Blick mag es einleuchtend erscheinen, dass der in Früchten enthaltene Zucker zu Übergewicht beiträgt. Was man allerdings herausgefunden hat, ist genau das Gegenteil. Wer regelmäßig Obst isst, nimmt nicht zu. Eine tägliche Früchteportion fördert sogar die Gewichtsabnahme. Veganer müssen sich also nicht sorgen, dass sie zunehmen, wenn sie viel Obst essen. Es ist definitiv nicht für Entstehung von Übergewicht zuständig. Zumal sich, wie erwähnt, der Obstverzehr positiv auf den Cholesterinspiegel auswirkt.

Achtung: Für Fruchtsäfte gilt das nicht. Durch die hohe Fruchtzuckerkonzentration und den Verlust von Ballaststoffen und Mikronährstoffen wirken sich diese negativ auf den Blutzucker und Insulinspiegel aus. Sie sättigen zudem weniger und können Heißhunger auslösen.

Tipp für einen Smoothie: Wer gerne Smoothies trinkt, kann neben Obst auch Blattgemüse dazugeben. Auch Weizengras und Dinkelgras können untergemischt werden. Es bietet sich an, gleich große Mengen Obst und Blattgemüse vorzubereiten und einzufrieren. So hat man jederzeit die passenden Zutaten griffbereit.

Fazit zu Obst und Gemüse

Obst und Gemüse zählen zu den gesündesten Lebensmitteln und sollten am besten täglich gegessen werden. Jede Art von Obst und Gemüse ist begrüßenswert. Aber dennoch sollte der Fokus auf Beeren, dunklem Blattgemüse, Kreuzblütlern und Zwiebelgewächsen liegen. Denn sie haben die größten gesundheitlichen Vorteile und sind besonders nährstoffreich. Der regelmäßige Verzehr dieses Obstes und Gemüses wirkt sich positiv auf viele chronisch-degenerative Erkrankungen aus und vermindert das Risiko, an diesen zu erkranken. Dies gilt bei etwa sechs Portionen Gemüse und Obst pro Tag und einer schonenden Zubereitung bzw. dem Verzehr im Ganzen (bei Früchten).

- Immer so viel frisches Obst und Gemüse essen wie möglich.
- Mit der passenden Zubereitung bekommt man auch Appetit auf mehr.
- Bis auf das Frittieren sind alle Zubereitungsmethoden in Ordnung.
- Nährstoffverluste sind beim Erhitzen geringer als allgemein vermutet.
- Smoothies sind positiv für die Gesundheit und im Gegensatz zu Fruchtsäften erlaubt.

Vollkornprodukte und Getreide

Seit vielen Tausenden Jahren spielt Getreide eine wichtige Rolle in der Ernährung. Das ist der Grund, warum auch heute noch von Ernährungsgesellschaften zum täglichen Verzehr von Getreide geraten wird. Einen besonders hohen Stellenwert hat Vollkorngetreide. Es bildet die Lebensgrundlage für unzählige Menschen auf der Welt. Rund die Hälfte der Nahrung wird durch Getreide gedeckt. Was ist das Besondere an Vollkorngetreide?

- Vollkorngetreide liefert viele essenzielle Nährstoffe. Dazu gehören Kalzium, Vitamin C, Folat und Alpha-Linolensäure. Zudem ist es lange lagerfähig, sprich haltbar.
- Vollkornmehl, egal ob es aus Roggen, Dinkel oder Weizen stammt, gilt als besonders gesund und hält länger satt. Zudem regt es die Verdauung an.
- Vollkorngetreide, das man keimen lässt, vervielfältigt den Vitamin-C-, Folat-, Vitamin-E- und Beta-Carotin-Gehalt.

Mehrere Studien zu Vollkorngetreide zeigen die Unbedenklichkeit eines hohen Konsums auf. Zudem werden die vielen gesundheitlichen Vorteile deutlich. Unter anderem ließ sich nachweisen, dass sich Vollkorngetreide positiv auf den Cholesterinspiegel, den Blutdruck, das Gewicht sowie die Insulinsensitivität auswirkt. Auch hat es entzündungshemmende Eigenschaften. Eine Metaanalyse von Studien kommt zu dem Schluss, dass ein regelmäßiger Konsum von Vollkorngetreide das Risiko für Herz-Kreislauf-Erkrankungen, Atemwegserkrankungen, Diabetes Typ 2 und einige Krebserkrankungen senken kann.

- Die DGE betont, dass Vollkornprodukte ernährungsbedingte Krankheiten verhindern oder das Risiko, daran zu erkranken, stark vermindern. Sie rät, rund 30 Gramm täglich an Vollkorn zu essen. Auch andere Ernährungsgesellschaften raten zu einem hohen Vollkornkonsum. Optimal zu jeder Mahlzeit.

Die umfangreiche Global Burden of Disease Study (GBD), die bereits seit über 30 Jahren läuft, kommt zu dem Schluss, dass in Deutschland zu wenig Vollkorngetreide gegessen wird. Ein zu geringer Vollkorngetreideverzehr, so die Studie, ist der vierthäufigste Grund für eine frühzeitige Sterblichkeit und Invalidität. Zudem verstärkt es das Krebsrisiko. Ebenfalls erwähnen Wissenschaftler die hohe sättigende Wirkung, sodass es zu einer Appetitregulierung kommt.

- Fasst man die Empfehlungen der internationalen Ernährungswissenschaften zusammen, ergibt sich daraus, dass mehrmals am Tag Vollkorngetreide gegessen werden sollte.

Zu der großen Gruppe an Vollkorngetreiden gehören:

- Vollkornweizen
- Dinkel
- Einkorn
- Emmer
- Kamut
- Roggen
- Gerste
- Hafer

Auch viele glutenfreie (Pseudo-)Getreide und artverwandtes Getreide in Vollkornvariante sollten auf dem veganen Speiseplan stehen. Das sind unter anderem:

- Hirse
- Buchweizen
- Mais
- Reis
- Canihua
- Amaranth
- Quinoa
- Teff

Viele Sorten sind problemlos in deutschen Supermärkten und Bioläden erhältlich. Amaranth und Quinoa werden inzwischen sogar in Europa angebaut. Quinoa spielt in der veganen Ernährung sogar eine große Rolle, denn es ist ein ausgezeichneter Lieferant für Nährstoffe alle Art. Gegessen werden kann dieses Getreide in allen möglichen Formen und Verarbeitungen. Sei es gekocht, zu einem Bratling verarbeitet, als Vollkornpasta oder in Form von Brei oder Flocken – selbst Brot aus Quinoa gibt es.

- Vollkorn ist immer weißem Weizen vorzuziehen. Das gilt für alle Produkte wie Pasta, Brötchen, Brot etc. Es hat viel mehr Ballaststoffe, ist gesünder und zudem besser verträglich.

> **Schon gewusst?** Das Wort „Ballaststoffe" hat eine negative Konnotation. Die unverdaulichen Stoffe, die Vollkorn und andere pflanzliche Lebensmittel enthalten, werden als Ballaststoffe bezeichnet. Sie wurden über viele Jahre von Experten als Materialverschwendung angesehen, waren ein Graus und sollten am besten von der Bildfläche verschwinden. Erst in den 1970er-Jahren konnte diese negative Sichtweise widerlegt werden und es fand ein Umdenken statt. Dr. Denis Burkitt, ein Chirurg aus Irland, untersuchte die Ballaststoffe und fand heraus, dass ein zu wenig an Ballaststoffen für eine Vielzahl von Krankheiten wie Darmkrebs, Diabetes, Divertikulose, Reizdarmsyndrom, Blinddarmentzündung, Krampfadern, Hämorrhoiden, Fettsucht, Übergewicht u. a. verantwortlich ist. Bei einer veganen Ernährung sollten deshalb die Ballaststoffe nicht zu kurz kommen.

Ballaststoffe, wie man heute weiß, stecken nur im vollen Korn. Sobald das Getreide zu einem weißen Mehl verarbeitet wird, gehen die Ballaststoffe sowie andere nutritive Inhaltsstoffe verloren. Die Gesundheit profitiert bei Weißmehlprodukten also nicht mehr im gleichen Maß.

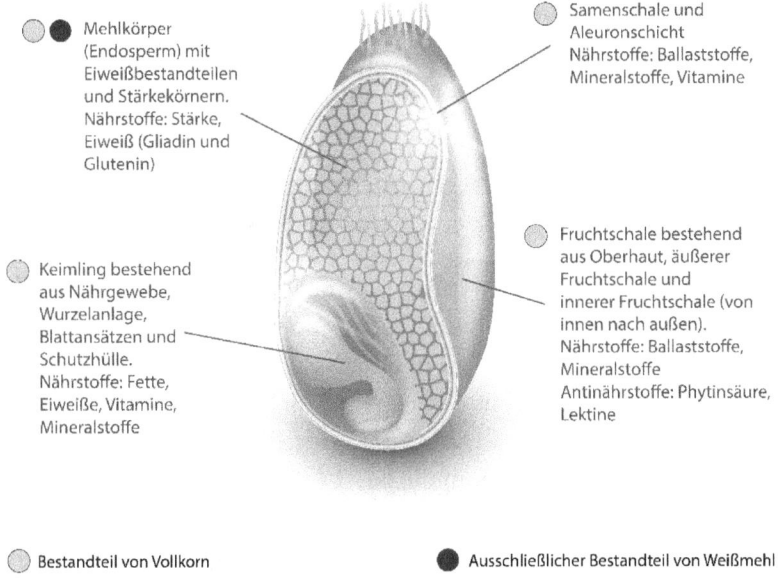

Abbildung 3: In Anlehnung an FETeV

Wie auf der Abbildung vom Querschnitt eines Getreidekorns zu sehen, nimmt der Verlust an Nährstoffen immer weiter zu, je mehr Bestandteile des Getreidekorns entfernt werden. Bei klassischem Weizenmehl wurden fast alle essenziellen Nährstoffe entfernt. Außerdem wird ersichtlich, dass der größte Teil des Getreidekorns aus dem Mehlköper besteht. Doch ausgerechnet dieser enthält im Vergleich zu den anderen Teilen des Korns kaum Nährstoffe, dafür aber viel Stärke.

> ★ **Schon gewusst?** Wer im Supermarkt vor dem Mehlregal steht, hat sicher schon bemerkt, dass es verschiedene Mehltypen gibt, die mit unterschiedlich hohen Kennzahlen versehen sind. Zum Beispiel Mehltype 405 oder Mehltype 1050. Diese Zahlen geben die Menge an Asche an, die beim Verbrennen des Mehls pro 100 Gramm übrigbleibt. Der Gehalt an Asche bestimmt dabei den Mineralstoffgehalt. Das heißt, umso höher die Zahl, desto mehr Nährstoffe bzw. Bestandteile des Korns sind im Mehl enthalten. Zwar ist Mehl mit einer hohen Zahl an Mineralstoffen gröber und schwer zu verarbeiten, aber

es ist definitiv gesünder. Grundsätzlich sollten Roggen- und Dinkelmehl dem Weißmehl vorgezogen werden. Denn sie haben mehr Nährstoffe.

Warum wird beim Mehl überhaupt die nährstoffreiche Randschicht des Korns entfernt?

Die Randschichten des Korns und auch der Keimling sind die nährstoffreichsten Bestandteile des Vollkorns. Warum werden sie dann entfernt? Im Zuge der Industrialisierung wurde bei der Mehlproduktion dazu übergegangen, diese Bestandteile zu entfernen, da sie leichter verderblich sind. Das bedeutet, bei nährstoffarmem Weiß-Weizenmehl ist die Haltbarkeit länger. Diese sogenannten Auszugsmehle wurden am Anfang auch teurer verkauft als Vollkornmehl. So entstand der Irrglaube, dass Weißmehl gesünder und hochwertiger sei. Es wurde erstaunlicherweise zum Statussymbol der reicheren Bevölkerung. Heute ist Weißmehl ein günstiges Produkt, das trotz seiner geringen gesundheitlichen Effekte und wenigen Nährstoffe noch immer von vielen Menschen benutzt wird. Das ist ein Grund dafür, dass die Mehrheit der Bevölkerung es nicht schafft, die tägliche Mengenempfehlung an Vollkorngetreide zu erreichen. Es gibt sogar Menschen, die überhaupt keine Vollkornprodukte essen.

- Vor rund 200 Jahren aß die Bevölkerung dreimal so viel Getreide wie heute. 95 Prozent davon war Vollkorngetreide. Heute hat sich der Wert umgekehrt.

Der gesundheitliche Wert von Vollkornprodukten sollte nicht unterschätzt werden. Im Gegensatz zu Weißmehl sind Vollkorngetreide auch keine Dickmacher. Sie verhindern sogar alle möglichen Erkrankungen. Vollkorngetreide hat zudem unzählige Nährstoffe, die bei Weißmehl nicht mehr vorhanden sind. Wie weiter oben erwähnt, konnte in verschiedenen Studien nachgewiesen werden, dass der regelmäßige Verzehr von Vollkorn das Risiko, an Herz-Kreislauf- und Stoffwechselkrankheiten zu erkranken, um ein Vielfaches reduziert. Das lässt sich beim Verzehr von Weißmehlprodukten nicht sagen.

- Der Verzehr von Vollkorngetreide in der veganen Ernährung sorgt für viele wichtige Nährstoffe. Zudem ist es ein ideales Produkt, um Gewicht zu verlieren.
- Metaanalysen belegen, dass erhöhter Konsum von Vollkorngetreide auch mit einem verringerten Typ-2-Diabetesrisiko in Verbindung steht.

Was das Glutenthema angeht, so sei gesagt, dass gesunde Menschen nicht auf glutenhaltiges Getreide verzichten sollten. Es hat keine negativen Auswirkungen auf die Gesundheit.

- Nur weil einige Menschen mit Vorerkrankung, Allergien oder Unverträglichkeiten gewisses Getreide und Getreideprodukte nicht vertragen, heißt das nicht, dass sie automatisch schädlich sind.

Unterschiede innerhalb des Vollkorns – was ist am gesündesten?

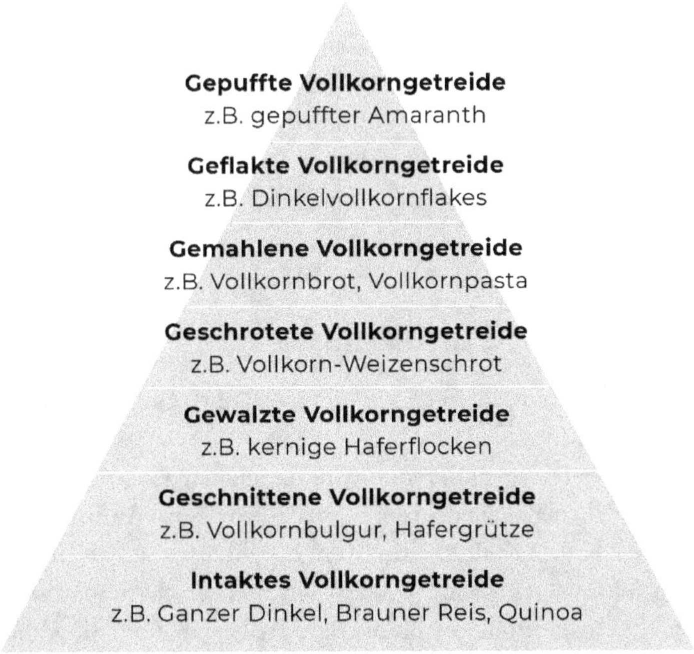

Gepuffte Vollkorngetreide
z.B. gepuffter Amaranth

Geflakte Vollkorngetreide
z.B. Dinkelvollkornflakes

Gemahlene Vollkorngetreide
z.B. Vollkornbrot, Vollkornpasta

Geschrotete Vollkorngetreide
z.B. Vollkorn-Weizenschrot

Gewalzte Vollkorngetreide
z.B. kernige Haferflocken

Geschnittene Vollkorngetreide
z.B. Vollkornbulgur, Hafergrütze

Intaktes Vollkorngetreide
z.B. Ganzer Dinkel, Brauner Reis, Quinoa

Abbildung 4: Vollkorngetreide-Hierarchie In Anlehnung an „Vegan – Klischee ade" von Niko Rittenau

Die Grafik in Anlehnung an die Vollkorngetreide-Hierarchie nach Brenda Davis veranschaulicht, dass es auch innerhalb der Vollkornprodukte Unterschiede gibt und diese unterschiedlich wertvoll sind. Grundsätzlich gilt: Je mehr Vollkorngetreide verarbeitet wird, desto höher ist auch hier der Nährstoffverlust. Daher sollte für Veganer die gesündeste Vollkornvariante die erste Wahl sein. Was ganz unten am breitesten Teil der Pyramide steht, sollte am meisten verzehrt werden. **Das sind ganzer Dinkel, Vollkornreis, Quinoa, Amaranth** und andere ganze Vollkorngetreide. Danach folgt geschnittenes Getreide wie Vollkorn-Bulgur. Im Anschluss sollten Haferflocken auf dem Speiseplan stehen.

- Produkte wie Vollkornpasta oder Vollkornbrot unterscheiden sich je nach Herstellung qualitativ voneinander.
- Grundsätzlich sind alle Vollkornprodukte besser als Weißmehlprodukte.
- Intaktes Vollkorngetreide enthält die meisten Nährstoffe (und den wenigsten glykämischen Index) und ist somit am gesündesten.

Vollkorngetreide stellt eines der wichtigsten Grundnahrungsmittel dar. Es hat vielfältige positive Wirkungen auf die Gesundheit und verfügt über eine hohe Nährstoffdichte sowie viele Ballaststoffe. Zudem lässt es sich vielfältig in der veganen Küche einsetzen. Es sollte ein absolut wichtiger Bestandteil der veganen Ernährung sein.

Hülsenfrüchte und Nüsse

Hülsenfrüchte, sprich Bohnen, Erbsen und Co., haben einen großen gesundheitlichen Wert. Zudem schmecken sie gut und lassen sich vielfältig zubereiten. Sie haben darüber hinaus einen hohen Anteil an Ballaststoffen: bis zu 23 Prozent. Außerdem sind sie fettarm und enthalten jede Menge Proteine. Sie werden rund um den Globus gegessen und sind seit mehreren Zehntausenden Jahren ein Bestandteil der menschlichen Ernährung. Sie gehören in der veganen Ernährung zu den wichtigsten Proteinlieferanten. Es gibt eine Vielzahl an verschiedenen Hülsenfrüchten. Zu den bekanntesten zählen:

- Bohnen
- Sojabohnen
- Erbsen
- Kichererbsen
- Linsen
- schwarze Bohnen
- Mungobohnen
- Kidneybohnen
- Lupinen
- Azukibohnen
- Limabohnen

Die Hülsenfrüchte sollten im Optimalfall Bestandteil der täglichen veganen Ernährung sein. Alle Ernährungsgesellschaften empfehlen in ihren Leitlinien den Verzehr von Hülsenfrüchten. Dieser Empfehlung schließen sich auch verschiedene präventive und therapeutische Ernährungskonzepte an. Des Weiteren tragen Hülsenfrüchte einen wichtigen Beitrag bei der Behandlung von Herzerkrankungen und Hypertonie bei. Wenn sie regelmäßig verzehrt werden, können sie den Cholesterinspiegel regulieren und das Risiko für Schlaganfälle, Darmkrebs und Prostatakrebs herabsenken. Sie haben zudem positive Effekte auf die nächste Mahlzeit. Diese als Second-Meal-Effect bezeichnete Eigenschaft besagt, dass Hülsenfrüchte den Blutzuckerspiegel kaum ansteigen lassen, und das für lange Zeit. Selbst am nächsten Morgen haben sie noch eine blutzuckerregulierende Wirkung. Die unverdaulichen Ballaststoffe spielen dabei die zentrale Rolle.

- Hülsenfrüchte enthalten einen ähnlich hohen Protein- und Mineralstoffgehalt wie viele tierische Produkte. Sie sind zudem reich an Ballaststoffen und sekundären Pflanzenstoffen.

Die DGE spricht sich für einen hohen Verzehr von Hülsenfrüchten aus. Sie rät, diese häufig in den Speiseplan zu integrieren. In der veganen Ernährung spielen sie aber nicht nur wegen des Proteingehalts und der Mineralstoffe eine wichtige Rolle. Hülsenfrüchte enthalten viel Lysin. Diese essenzielle Aminosäure kann vom menschlichen Körper nicht selbst hergestellt werden. Sie muss deshalb mit der Nahrung aufgenommen werden. Die Säure ist ein wichtiger Baustein für viele Prozesse, unter anderem sorgt es für die Stabilität von Kollagen und Bindegewebe. Lysin wirkt sich zudem positiv auf Zähne und Knochen aus und verhindert eine Verkalkung der Arterien. Deshalb bilden Hülsenfrüchte mit die Basis der veganen Ernährung.

- Eine Lysin-Mangelernährung führt zu Infektionen und kann Haarausfall oder Wachstumsstörungen verursachen.
- Im Alltag sollte der tägliche Hülsenfruchtverzehr von 75 Gramm sichergestellt werden.

★ Tipp für das Kochen von Hülsenfrüchten: Um täglich eine Portion Hülsenfrüchte essen zu können, ist es sinnvoll, gleich eine ganze Packung zu kochen. Denn viele Hülsenfrüchte müssen über Nacht eingelegt werden und benötigen auch viel Zeit zum Garen. So spart man sich den Aufwand und kann den Rest im Kühlschrank für die nächsten Tage aufbewahren. Wer fertig gekochte Hülsenfrüchte länger aufbewahren will, kann sie zudem problemlos einfrieren. Wenn es mal schnell gehen soll, eignen sich türkische oder rote Linsen. Auch Dosenbohnen oder Dosenlinsen lassen sich zügig zubereiten, da sie bereits vorgekocht sind. Sie alle müssen nicht über Nacht eingelegt werden und sind zudem schnell gar.

> **Schon gewusst?** Beim Kochen von Hülsenfrüchten sollte kein Salz in das Kochwasser gegeben werden, denn dies verlängert den Garprozess um einiges. Aus gesundheitlicher Sicht lassen sich Hülsenfrüchte aus der Dose unbesorgt verwenden. Sie enthalten eigentlich die gleichen Nährstoffe. Hier gibt es kaum Unterschiede. Als Veganer sollte dennoch nicht zu oft auf Dosen-Hülsenfrüchten zurückgegriffen werden, da die Dose viel Müll verursacht und zudem sehr viel Salz enthalten ist. Dosenbohnen und Co. sollten aus diesem Grund zuerst gut abgespült werden, damit viel von dem Salz entfernt werden kann. Hülsenfrüchte schmecken im Salat, als Eintopf, Suppe oder Beilage. Auch lassen sie sich zu Brotaufstrichen weiterverarbeiten.

Trotz dieser Bandbreite an positiven Eigenschaften sowie den Empfehlungen der Ernährungsgesellschaften konsumieren selbst Veganer zu wenig Hülsenfrüchte. Sie vermeiden den Verzehr von Bohnen und Co. vor allem wegen der Blähungen und Verdauungsprobleme, die angeblich nach dem Verzehr entstehen. Auch kursieren immer wieder Gerüchte, dass Hülsenfrüchte schlechte Inhaltsstoffe enthalten.

- Die blähende Wirkung von Hülsenfrüchten verschwindet bei regelmäßigem Verzehr. Sie tritt vor allem bei Personen auf, die sich ballaststoffarm ernähren. Deshalb ist es ratsam, zu Beginn eher auf leichter verdauliche Hülsenfrüchte wie türkische Linsen zu setzen. Des Weiteren hilft es, die Hülsenfrüchte mehr als zwölf Stunden vor dem Verzehr einzuweichen. Das macht sie „verträglicher".

> **Schon gewusst?** Gewürze, die Hülsenfrüchten beigegeben werden wie Ingwer, Kurkuma, Zimt und Kreuzkümmel, können Blähungen verhindern, denn sie fördern die Verdauung.

Zusammenfassend lässt sich sagen, dass Hülsenfrüchte einen wichtigen Platz im veganen Speiseplan haben sollten. Es gibt eine Vielzahl an alltagstauglichen und köstlichen Rezepten, sodass keine Langeweile aufkommt und die Lust auf Bohnen und Co. machen. Dank ihnen sind Veganer optimal mit Proteinen und Ballaststoffen versorgt. Mit richtigen Zubereitungstricks sind sie zudem gut verträglich. Wer sie regelmäßig isst, wird auf jeden Fall das Risiko für verschiedene Krankheiten senken, vor allem für chronisch-degenerative Erkrankungen.

Go nuts about nuts! Nüsse sind gesund und wichtig für Veganer

Die meisten Menschen wissen nicht, dass Nüsse und Samen neben Obst und Gemüse zu den gesündesten Lebensmitteln zählen. Sie werden aus diesem Grund auch oft im Rahmen der veganen Ernährung vernachlässigt. In diesem Kapitel werden auch Erdnüsse, Mandeln und Cashewkerne als Nüsse bezeichnet, die aus botanischer Sicht aber nicht dazu zählen. Doch sie ähneln den Nüssen und werden von vielen Menschen automatisch diesen zugeordnet.

Nüsse und Samen kommen von Anbeginn an in der Natur vor. Sie sind deshalb schon immer Bestandteil der menschlichen Ernährung. Ihr Vorteil ist, dass sie einen hohen Anteil an Proteinen besitzen und zudem viele einfach und mehrfach ungesättigte Fettsäuren vorweisen. Diese sind für die Gesundheit besonders wertvoll. Darüber hinaus enthalten sie große Mengen an Vitaminen, Ballaststoffen, sekundären Pflanzenstoffen und Mineralstoffen.

Nüsse enthalten in der Regel hohe Mengen an:

- Folat
- Vitamin B6
- Vitamin E
- Niacin

- Kupfer
- Magnesium
- Kalium
- Zink

Pistazien, Mandeln und Haselnüsse zählen zu den Siegern hinsichtlich der Nährstoff- und Vitaminverhältnisse sowie des Fettsäuregehalts. Cashewkerne und Pekannüsse haben aber die meisten Mineralstoffe und Spurenelemente. Sie sollten ebenfalls in die pflanzliche Ernährung integriert werden.

Trotz der wertvollen Inhaltsstoffe werden Nüsse in der veganen Ernährung selten täglich verzehrt. Auch hier machen sich viele zu Unrecht wegen des hohen Kaloriengehalts sorgen. Wie Obst sind auch Nüsse keine Dickmacher.

- Die Summe der aufgenommenen abzüglich der verbrauchten Kalorien entscheidet über das Körpergewicht. Bekannt ist, dass die Menge an gesunden Fetten kein Faktor für die Entstehung von Übergewicht darstellt.

Der Verzehr von Nüssen gilt trotz der enthaltenen Fette also als nicht gewichtsfördernd. Eine Übersichtsarbeit zum Nussverzehr und der Gewichtszunahme zeigt, dass selbst bei einem Verzehr von 100 Gramm täglich kein Anstieg des Gewichts bei den Teilnehmern verzeichnet wurde. Im Gegenteil, wer jeden Tag um die 40 bis 80 Gramm Nüsse isst, kann sein Gewicht sogar reduzieren. Auch spielt es keine Rolle, ob die Nüsse im Ganzen oder gemahlen gegessen werden.

- Regelmäßiger Nussverzehr sorgt für keine Gewichtszunahme.
- Nüsse haben viele positive und gesundheitsfördernde Effekte.
- Sie eignen sich zur Prävention und Therapie von Herzerkrankungen.

- Mit ihnen lässt sich Bluthochdruck behandeln.
- Nüsse erhöhen den HDL-Cholesterinwert.
- Es spielt keine Rolle, ob Nüsse gemahlen, geröstet, ungeröstet oder im Ganzen gegessen werden.

Nüsse und Samen führen also zu keiner Gewichtszunahme und verbessern die Gesundheit. Das gilt für Erdnüsse genauso wie für Walnüsse oder Mandeln. Die Nüsse lassen sich zudem als „Extra" oder als Snack zwischendurch konsumieren, ohne dass man sich bei der restlichen Ernährung einschränken muss. Was die gesundheitlichen Effekte im Detail angeht, so lässt sich der gesunde HDL-Cholesterinwert durch Nüsse erhöhen. Das alles klingt auf den ersten Blick wenig logisch, da doch Nüsse viele Kalorien haben. Aber es gibt wissenschaftlich bestätigte Gründe:

1. Nüsse haben einen Nahrungskompensationseffekt. Personen, die regelmäßig Nüsse verzehren, sparen unbewusst an anderer Stelle Kalorien ein. Sie nehmen also nicht mehr Kalorien in der Summe zu sich.
2. Nüsse haben einen sehr hohen Sättigungswert. Das liegt auch an dem hohen Anteil an Ballaststoffen und Proteinen.
3. Nüsse enthalten sogenannte Trypsin-Inhibitoren. Diese haben nicht nur entzündungshemmende und antibakterielle Wirkungen, sondern beeinflussen auch das Sättigungsgefühl.

Kalorienreiche Nüsse sind sättigend, sodass automatisch bei anderen Mahlzeiten weniger gegessen wird. In einer Crossover-Studie wurde der Effekt von Nüssen auf das Hungergefühl untersucht. Diejenigen Teilnehmer, die Walnüsse zum Frühstück aßen, hatten im Verlauf des Tages weniger Hunger und fühlten sich generell satter als die Personen, die es nicht taten. Das Interessante war, dass sich bei den Testpersonen, die Walnüsse aßen, das Sättigungsgefühl jeden Tag weiter verstärkte. Sie griffen auch erst später zur nächsten Mahlzeit und aßen den ganzen Tag über weniger. Es scheint, als würde regelmäßiger Nussverzehr die Stoffwechselaktivität anregen.

Der gesundheitliche Wert von Nüssen und Samen lässt sich nicht bestreiten. Nüsse sollten deshalb fester Bestandteil einer gesunden Ernährung sein. Es gibt eine Fülle an wissenschaftlichen Erkenntnissen, die zu nennen, hier den Rahmen sprengen würde, aber allesamt den Verzehr von Nüssen als gesund und vor allem herzgesund klassifizieren. Ideal ist ein täglicher Konsum von etwa 40 bis 60 Gramm verschiedener Nüsse. Das entspricht in etwa einer Handvoll.

- Der zu geringe Verzehr von Nüssen gehört neben zu wenig Obst zu den häufigsten ernährungsbedingten Risikofaktoren für vorzeitige Mortalität.
- Der hohe Anteil an sekundären Pflanzenstoffen, Vitamin E und Ballaststoffen in Nüssen und Samen hat entzündungshemmende Eigenschaften.

Leinsamen sind der Renner unter den Samen

Leinsamen machen, was Samen betrifft, mit großem Abstand das Rennen. Sie sind hervorragende Omega-3-Lieferanten und enthalten wirksame sekundäre Pflanzenstoffe. Neben Leinsamen sollten in jeder veganen Küche zudem die folgenden Samen stehen:

- Sesam
- Sonnenblumenkerne
- Hanfsamen
- Kürbiskerne
- Chiasamen

Jeder Samen ist nährstoffreich und gesund und eignet sich zur Veredelung zahlreicher Speisen und Nachspeisen. Grundsätzlich sollten sie aber aus biologischem Anbau stammen. Was die Leinsamen betrifft, so eignen sich diese zur Prävention und Therapie zahlreicher Krankheiten. Das liegt vor allem an einer bestimmten Omega-3-Fettsäure, die als Alpha-Linolensäure bekannt ist. Auch der hohe Ballaststoffgehalt ist für die gesundheitliche Wirkung verantwortlich. Das ist aber nicht alles. Leinsamen und auch Chiasamen liegen an der Spitze, was Lignane angeht. Sie enthalten bis zu 800-mal mehr als andere Lebensmittel.

- Lignane gehören zu den sekundären Pflanzenstoffen. Sie haben östrogenähnliche und schlaffördernde Wirkungen und zeigen viele weitere gesundheitliche Effekte auf. Unter anderem entzündungshemmende, antioxidative, antimikrobielle und neuroprotektive Effekte.

Zum Thema Leinsamen gibt es eine Reihe von Studien. Besonders hervorzuheben ist eine, die Leinsamen als Therapieergänzung bei Brustkrebs untersucht hat. Durch den täglichen Konsum von Leinsamen konnte das Wachstum von Krebszellen gehemmt werden. Zudem starben nach rund 30 Tagen mehr Krebszellen ab als bei den Patienten der Vergleichsgruppe. Leinsamen können also das Tumorwachstum bei Brustkrebs verringern. Auch bei der Behandlung von Prostatakrebs ließen sich ähnliche Ergebnisse erzielen.

- Gegen das Einweichen von Nüssen und Samen spricht nichts, doch haben sie dadurch weder mehr Nährstoffe noch profitiert der menschliche Organismus davon. Artikel, die das behaupten, liegen falsch.

Fazit: Nüsse und Samen sind nicht zu vernachlässigen

Nüsse und Samen stellen einen wertvollen Bestandteil in der veganen Ernährung dar. Sie liefern viel Energie. Zudem sind sie nährstoffreich und haben einen hohen gesundheitlichen Nutzen. Durch den regelmäßigen Verzehr lassen sich viele Krankheiten vorbeugen und zum Teil auch therapieren. Einem täglichen Verzehr von Nüssen und

Samen sollte Veganern nichts im Wege stehen. Kaum ein anderes Lebensmittel hat so eine günstige Fettsäurezusammensetzung und einen so hohen Gehalt an Ballaststoffen und Vitamin E. Sie sind für Menschen, die auf tierische Produkte verzichten, zudem ein sehr wichtiger Fettlieferant. Darüber hinaus haben sie entzündungshemmende und cholesterinsenkende Wirkungen. Walnüsse und Leinsamen gehören zu den Spitzenreitern. Und ganz wichtig: Nüsse und Samen sind keine Dickmacher. Nussesser sind im Durchschnitt sogar schlanker. Ob als Mus, in cremigen Saucen und Dressings, als Beilage, Snack zwischendurch oder Zutat eines Gerichts, auf die vielfältigen gesundheitlichen Vorteile sollte keiner verzichten. Also: Go nuts with nuts!

Fleischersatz: Soja und Tofu in der veganen Küche

Soja spielt in der vegetarischen und veganen Ernährung als gesunder Proteinlieferant eine große Rolle. Dennoch ranken sich viele Gerüchte um diese Hülsenfrucht. Viele sehen die Sojabohne und die daraus produzierten Lebensmittel überaus kritisch. Sie halten Soja für gesundheitsgefährdend. Angebliche Studien sollen nachgewiesen haben, dass durch den Verzehr von Sojaprodukten Störungen im Hormonhaushalt, Probleme mit der Schilddrüse und andere Gesundheitsprobleme auftreten. Dabei ist Soja überaus gesund. Zudem besitzt es selten vorkommende sekundäre Pflanzenstoffe, die viele positive Wirkungen haben. In den Medien und Sachbüchern werden dennoch immer wieder negative Meinungen vertreten. Die einen raten zum Verzehr, andere wiederum raten davon ab. Was macht man also als Veganer? Verzichtet man im Zweifel auf Soja, Tofu und Co.? Oder kann die Sojabohne mit ihren vielfältigen Produkten sorglos in den Speiseplan integriert werden? In diesem Kapitel geht es genau um diese Frage und es hilft dabei, sich eine fundierte Meinung zu bilden.

Zuerst muss man wissen, dass die Sojabohne zu den Hülsenfrüchten gehört, sich aber von anderen Arten sehr unterscheidet. Im Gegensatz zu Linsen oder Bohnen ist Soja wesentlich protein- und fetthaltiger. Des Weiteren besitzt die Sojabohne viel Phytoöstrogene. Diese Pflanzenstoffe haben eine ähnliche Wirkung wie das menschliche Östrogen. Innerhalb der Phytoöstrogene gibt es verschiedene Substanzen. In Leinsamen, wie bereits gelesen, kommen ebenfalls Phytoöstrogene vor – und zwar die Lignane. In der Sojabohne sind es dagegen Isoflavone (innerhalb derer es wieder verschiedene Stoffe gibt). Darüber hinaus besitzt Soja Polyphenole, zu denen die Flavonoide sowie die Phenolsäuren gehören. Auch die sekundären Pflanzenstoffe Carotinoide, Glukosinolate, Monoterpene, Protease-Inhibitoren, Phytosterine und Sulfide sind in der Sojabohne enthalten.

- Die Isoflavone der Sojabohne bestehen aus Genistein, Daidzein und Glycitein. Sie alle haben eine hormonähnliche Wirkung.

Da in der Sojabohne hormonähnliche Stoffe vorhanden sind, kommt die Frage auf, ob der Verzehr schädlich ist und den Hormonhaushalt bei Männern und Frauen durcheinanderbringen kann. Wissenschaftler sind sich in der Regel einig, dass Sojabohnen harmlos sind. Aber in Sachbüchern liest man immer wieder, dass Soja ein gesundheitlich abträgliches Lebensmittel darstellt und sich problemlos aus der pflanzlichen Ernährung streichen lässt. Sicher lassen sich Sojaprodukte durch andere pflanzliche Lebensmittel ersetzen. Sojamilch durch Hafer- oder Mandelmilch, Tofu durch Lupinen, Sojahack durch Erbsenprotein usw. Theoretisch ist es möglich, auf Soja zu verzichten. Dennoch wird an dieser Stelle nochmals darauf hingewiesen, dass dies nicht notwendig ist. Wer keine Allergie gegen Sojaprodukte hat, kann Lebensmittel dieser Hülsenfrucht problemlos in den Alltag integrieren. Was allerdings zu beachten ist, ist die Menge an Soja, die maximal täglich gegessen werden sollte. Der Speiseplan sollte nämlich nicht mehrheitlich aus Sojaprodukten bestehen.

- Bestimmte Sojalebensmittel sollten in moderaten Mengen verzehrt werden.
- In zu großen Mengen genossen, kann es eventuell negative Wirkungen haben, aber das gilt auch für Wasser. Und hier würde dennoch niemand von einem Wasserkonsum abraten.

Die in der Sojabohne enthaltenen sekundären Pflanzenstoffe, vor allem die genannten Isoflavone, die hormonähnliche Wirkungen zeigen, sind inaktiv und müssen durch den Stoffwechsel im Darm erst von dem Zuckermolekül, an das sie gebunden sind, abgelöst werden. Erst dann wirken sie im Organismus. Das ist vor allem bei unfermentierten Sojaprodukten der Fall. Trotzdem kann nur ein kleiner Teil der Isoflavone absorbiert werden.

Bei Tempeh, Miso oder Natto – fermentiertes Soja – fand dieser Prozess des Auflösens der Isoflavone von den Zuckermolekülen bereits bei der Fermentierung statt. Das heißt, wer fermentiertes Soja isst, nimmt mehr Isoflavone auf, und diese haben dann auch eine stärkere Wirkung auf den Organismus. Entgegen der landläufigen Meinung, dass fermentiertes Soja unfermentierten Produkten vorzuziehen ist, ist genau das Gegenteil der Fall. Das bedeutet nicht, dass fermentiertes Soja vermieden werden sollte oder schädlich ist. Nur sollte man sich bewusst sein, dass die Wirkung der hormonähnlichen Stoffe stärker ist und die empfohlene Tagesmenge an Soja nicht überschritten werden sollte.

- Die üblichen Verzehrmengen von fermentiertem und unfermentiertem Soja haben keine negativen Wirkungen auf den Hormonhaushalt. Zudem ist die Wirkung der Phytoöstrogene um das bis zu 10.000-fache geringer als die Wirkung des körpereigenen Hormons. Der Mensch müsste sich über einen langen Zeitraum und ausschließlich von Soja ernähren, damit dieses einen negativen Effekt hat.

Studien, die an Nagetieren durchgeführt wurden, haben die schwache Wirkung der Phytoöstrogene untersucht und herausgefunden, dass diese im Organismus auch antiöstrogen wirken können. Allerdings haben diese Studien keinen Nutzen für den Menschen. Denn zum einen lässt sich der Organismus eines Nagetiers in Bezug auf Hormone nicht mit dem eines Menschen vergleichen. Zum anderen hängt die Wirkung der Isoflavone von der Darreichungsform (als isolierte Isoflavone) und dem Verhältnis zu anderen Stoffen ab. Bei Sojaprodukten wirken die Isoflavone zusammen mit den anderen Inhaltsstoffen der Sojabohne und somit synergetisch miteinander. Dadurch lässt sich die Wirkung von Sojaprodukten nicht mit der Wirkung von isolierten Isoflavonen vergleichen. Auch lässt sich kein Zusammenhang zwischen Sojakonsum und Krebs oder Krebsprävention nachweisen. Das gilt auch für Brustkrebs.

Zerstörung des Regenwaldes durch Sojalebensmittel?

Was als Veganer gegen Soja sprechen könnte, ist der Umweltaspekt. Sojakritiker betonen immer wieder, dass durch den großflächigen Anbau die Natur und der Regenwald zerstört werden und auch die Bauern dazu gezwungen werden, Soja anzubauen. Diese zum Teil gentechnisch veränderte Sojapflanze ist tatsächlich zu einer Plage geworden. Mittlerweile wird Soja insgesamt auf rund einer Million Quadratkilometern angebaut. Um zu verstehen, wie groß diese Fläche ist: Das sind Frankreich, Belgien, die Niederlande und Deutschland zusammen. 80 Prozent des Sojas (viel davon ist Gen-Soja) wird allerdings als Tierfutter verwendet. Der Rest wird zu Sojaöl gepresst oder in der Industrie genutzt. Dass für diese enormen Flächen des Anbaus Platz geschaffen werden muss, ist wohl jedem klar. Leider kam es in diesem Kontext tatsächlich zu einer massiven Rodung des Regenwalds, vor allem in Brasilien. Zum Teil werden dort pro Jahr Flächen so groß wie Brandenburg gerodet. Zwar findet mittlerweile ein Umdenken statt und Sojahändler haben sich bereiterklärt, keine Anbauflächen mehr zu nutzen, die nach 2006 gerodet wurden. Dennoch funktioniert dieses Abkommen nur in der Theorie. Noch immer wird abgeholzt, in den letzten Jahren sogar wieder vermehrt. Der exzessive Soja-Anbau zerstört also die Natur. Das ist richtig. Aber dieses Soja wird kaum zur Lebensmittelproduktion verwendet.

Nur ein sehr kleiner Teil von rund zwei Prozent des weltweiten Anbaus wird zu Sojalebensmitteln wie Tofu, Burgern und Drinks verarbeitet. Und genau dieser Prozentsatz stammt aus regionalem Bioanbau. Denn Tofu und andere Sojaprodukte, die in Europa erhältlich sind, stammen ausschließlich aus ökologischem und regionalem Anbau. So werden in Deutschland, Österreich und der Schweiz Bio-Sojabohnen angebaut. Eine Recherche der Verbraucherzentrale Hamburg zeigte, dass die Sojabohnen in Sojadrinks ausschließlich aus regionalem Anbau kommen. Das bedeutet, dass Sojalebensmittel in Europa nicht aus ehemaligen Regenwaldgebieten importiert werden, sondern innerhalb der EU ökologisch angebaut werden.

Somit können Veganer beruhigt zu Sojaprodukten greifen. Sie können Mischköstlern zudem mit auf den Weg geben, dass die Abholzung des Regenwalds für Soja-Anbau mit der Massentierhaltung zusammenhängt. Wer Fleisch isst, auch aus Deutschland, isst wahrscheinlich ein Stück von einem Tier, dass mit Soja-Tierfutter aus Südamerika gefüttert wurde. Fleischesser unterstützen damit indirekt die Abholzung des Regenwalds.

Was ist mit den Sojakritikern los?

Woher stammt die Sojakritik? Worauf beziehen sich die Kritiker? Wer ein bisschen zum Thema recherchiert, wird erstaunlicherweise bemerken, dass auf unterschiedlichen Plattformen, in Artikeln und Büchern immer wieder Bezug auf dieselben Quellen genommen wird. Und diese stammen fast alle von einer Organisation. Die amerikanische Molekularbiologin Dr. Justine Butler machte in einem Zeitungsartikel darauf aufmerksam. Die meisten Quellen und Studien stammen von der Weston A. Price Foundation (WAPF). Diese Organisation ist bekannt für anekdotenhafte, falsche Aussagen sowie fragwürdige und unzureichende Untersuchungen. Auch warnt die Biologin vor den gefährlichen Ratschlägen, die von der Weston A. Price Foundation herausgegeben werden. Ein Großteil der verbreiteten Fehlinformationen geht also auf diese Organisation zurück. Das Problem ist, dass deren Aussagen sich bereits unzählige Male vervielfältigt haben und nicht mehr auf ihren Wahrheitsgehalt überprüft werden. Auch werden viele Studien nicht richtig wiedergegeben oder Formulierungen so geschickt verpackt, dass sie falsch verstanden werden.

- Die vielen negativen Behauptungen rund um das Thema Soja sind nicht wahrheitsgetreu, sondern lediglich eine Kopie falscher Aussagen.

Entkräftung der Soja-Mythen

FALSCH: Soja begünstigt die Entstehung von Brustkrebs bei Frauen.
FALSCH: Soja senkt den Testosteronspiegel.
FALSCH: Soja verweiblicht Männer.
FALSCH: Soja stört die Schilddrüsenfunktion.
FALSCH: Soja beeinträchtigt die Entwicklung von Kindern.
FALSCH: Soja begünstigt das Auftreten von Alzheimer.
FALSCH: Soja ist ungesund.
FALSCH: Soja macht impotent.
FALSCH: Soja beeinträchtigt die Gehirnfunktion.

Sojaprodukte sind seit Langem für ihre positive gesundheitliche Wirkung bekannt. So zeigte eine Metaanalyse, dass Soja sich positiv auf die kognitive Leistungsfähigkeit und das visuelle Erinnerungsvermögen auswirkt. Zum Teil sogar signifikant. Unabhängig davon, ob Soja sich nun positiv auf das Gedächtnis auswirkt oder nicht, sollte jetzt klar sein, dass der Konsum von Sojaprodukten kein Problem für die Gesundheit darstellt. Die

Sojabohne ist eine Hülsenfrucht, die in den veganen Speiseplan integriert werden darf. Zumal sie viele Proteine, viele gesunde Fette und wenige Kohlenhydrate enthält. Die in der Sojabohne vorkommenden Isoflavone sorgen für keine negativen Schäden oder Hormonstörungen. Auch können sie keine Wunder bewirken. Dennoch lassen sich durch den Verzehr positive Effekte erzielen. Wie effektiv Soja allerdings ist, wenn es über viele Jahre regelmäßig gegessen wird, lässt sich abschließend nicht sagen. Denn das hängt auch mit dem Rest der Ernährung zusammen. Die derzeitigen Forschungsergebnisse und die Summe daraus deuten aber darauf hin, dass Soja viel positives Potenzial hat. Auch lässt sich die Sicherheit von Sojaprodukten in jeder Lebensphase gewährleisten. Nur sollte Soja eben nicht übermäßig verzehrt werden, sodass die gesamte Ernährung einseitig wird.

- Die empfohlene Menge an Soja pro Tag liegt bei ein bis zwei Portionen wie zum Beispiel 250 Milliliter Sojamilch oder rund 100 Gramm Tofu.

Natürlich muss man als Veganer nicht zwingend täglich ein bis zwei Portionen essen. Diese Angabe hat sich lediglich als empfehlenswert herausgestellt. Und wenn ab und zu auch mehr Soja gegessen wird, schadet das ebenfalls nicht.

Fazit: Soja schadet nicht, es hat viel Potenzial

Die vielversprechenden Metaanalysen und ersten Forschungsergebnisse zeigen, dass Soja und die darin enthaltenen sekundären Pflanzenstoffe wie die Isoflavone bei einem regelmäßigen und langjährigen Verzehr eine effektive Krankheitsprävention sein können. Bekannt ist, dass Soja wie auch andere Hülsenfrüchte den Bluthochdruck senkt und den gesunden HDL-Cholesterinspiegel erhöht. Es mag auch Frauen helfen, besser durch die Menopause zu kommen. Man darf auf zukünftige Ergebnisse gespannt sein. Eins ist jetzt schon klar: Soja ist nicht gesundheitsschädlich, solange es nicht in hohem Maße (über ein Kilo pro Tag) gegessen wird. Aber alle Lebensmittel, die in hohem Maße verzehrt werden, wirken sich irgendwann schädlich auf die Gesundheit aus. Sämtlichen Soja-Mythen, die sich um diese Hülsenfrucht ranken und ihr ein negatives Bild verleihen, sollte keine Beachtung mehr geschenkt werden.

Milchprodukte-Ersatz: Mandelmilch, Cashewkäse und Co.

Milch und Produkte aus Milch gibt es auch als rein pflanzliche Alternative. Veganer finden im Handel viele geschmackvolle und hochwertige Varianten. Wer sich wundert, warum diese als Drinks bezeichnet werden, dem sei gesagt, dass in der Europäischen Union der Begriff Milch geschützt ist. Die Pflanzenmilch besteht entweder aus Getreide wie Dinkel, Hafer, Reis oder Hirse, aus Hülsenfrüchten wie Soja oder Lupinen, oder aus Nüssen wie Mandeln. Es gibt zudem Milch aus der Kokosnuss. Die milchähnliche Konsistenz kommt durch Fermentierung zustande. Zudem werden Enzyme und Pflanzenöl hinzugegeben. Wer auf seinen Milchkaffee nicht verzichten möchte, kann die verschiedenen Pflanzendrinks problemlos aufschäumen. Die einzelnen Produkte unterscheiden sich im Geschmack. Hier empfiehlt es sich, auszuprobieren, bis die für einen richtige Milchalternative gefunden wird.

Sojadrinks sind der Klassiker unter den Milch-Ersatzprodukten und eignen sich gut für den Kaffee. Allerdings hat Soja einen bestimmten Eigengeschmack, den nicht jeder mag. Sojadrinks haben einen hohen Anteil an Proteinen, ungesättigten Fettsäuren und sekundären Pflanzenstoffen und wenige Kalorien.

Haferdrinks haben viele Ballaststoffe und eignen sich gut für Menschen mit Diabetes. Sie sind bei vielen Veganern beliebt, da sie kein Cholesterin, aber viel Kalzium besitzen, sättigend sind und gut schmecken. Vor allem im Müsli. Allerdings haben sie genauso viele Kalorien wie normale Kuhmilch. Einige Haferdrinks sind glutenfrei und in der Regel frei von Zucker.

Mandeldrinks kennzeichnen sich durch ein nussiges Aroma aus. Sie haben zwar wenig Nährstoffe, aber dafür auch nur wenige Kohlenhydrate. Sie gibt es in allen Bioläden. Des Weiteren eignet sich der Mandeldrink sehr gut zum Backen. Er schmeckt auch lecker im Fruchtmüsli sowie im Kaffee. Allerdings flockt er aus.

Reisdrinks haben viele Kohlenhydrate, eignen sich aber hervorragend für Allergiker. Sie haben doppelt so viele Kalorien wie Kuhmilch und nur wenige Ballaststoffe. Auch sind sie nicht so nährstoffreich wie andere Pflanzenmilchsorten. Zudem sollten nur Bio-Reisdrinks verwendet werden, denn normale Reisdrinks können mit Schwermetallen belastet sein. Vorteil von Reisdrinks ist ihr neutraler Geschmack. Sie lassen sich eher schlecht aufschäumen.

Kokosmilch eignet sich eher weniger zum Trinken als vielmehr zum Kochen und Backen. Sie ist reich an Magnesium, Kalium und Natrium. Zudem enthält sie gesunde Fettsäuren. Sie hat einen intensiven Eigengeschmack.

Neben pflanzlicher Milch gibt es für Veganer auch noch vegane Joghurt- und Käsealternativen. Sie basieren auf Sojabohnen, Kokosnussbasis oder Cashewkernen und schmecken köstlich. Das Tolle ist, dass es mittlerweile alle möglichen Käsesorten als vegane Alternative im Supermarkt gibt. Von Schnitt- und Fonduekäse über Aufschnitt- und Streukäse bis hin zu Hartkäse, Frisch- und Streichkäse ist alles dabei.

- Veganer Käse kann auch zu Hause hergestellt werden. Dazu benötigt man nur Agar-Agar, Hefeflocken oder Sojamilch sowie Nüsse und je nach Geschmack auch Gewürze. Im Internet finden sich viele köstliche Rezepte.
- Veganen Käse im Handel gibt es in Form von Mozzarella, Camembert, Parmesan, Feta, Scheibenkäse und Streichkäse.

Omega-3-Fettsäuren für Veganer

Zu den kritischen Nährstoffen einer veganen Ernährung zählen die Omega-3-Fettsäuren. Doch auch in der veganen Ernährung kann eine ausreichende Versorgung sichergestellt werden. Man muss nur wissen wie.

Zuerst einmal sollten sich Veganer bewusst sein, dass Fette für den menschlichen Körper wichtig sind. Denn nur mit ihnen lassen sich wichtige Vitamine auflösen und aufnehmen. Einige Fettsäuren kann der Körper selbst herstellen, andere wiederum müssen von außen über die Ernährung zugeführt werden. Das ist absolut lebenswichtig. Je nach chemischer Struktur lassen sich die verschiedenen Fettsäuren in die folgenden Kategorien einteilen: gesättigte Fettsäuren, einfach ungesättigte Fettsäuren und mehrfach ungesättigte Fettsäuren. Alle ungesättigten Fettsäuren haben eine oder mehrere Doppelbindungen. Sie nennen sich Omega-9-Fettsäuren, Omega-6-Fettsäuren und Omega-3-Fettsäuren. Generell stecken die Omega-Fettsäuren, also die ungesättigten und mehrfach ungesättigten Fette, in tierischen Lebensmitteln wie Fleisch, Käse oder Butter. Bei den pflanzlichen Fetten gehören Palmöl und Kokosfett zu den gesättigten Fettsäuren. Omega-9-Fettsäure kommt zum Beispiel in Olivenöl vor. Sie kann auch vom Körper produziert werden. Omega-3- und Omega-6-Fettsäuren, die zu den essenziellen Fetten gehören, weil sie nicht vom Körper produziert werden können, finden sich in pflanzlichen Ölen und Lebensmitteln nur sehr selten.

Die α-Linolensäure (so wird Omega-3-Fettsäure auch genannt) ist für den Organismus von großer Wichtigkeit, denn sie ist Bestandteil aller Zellmembranen sowie der Gehirn- und Nervenzellen. Sie reguliert zudem die Netzhaut des Auges. Des Weiteren ist sie an der Produktion von Eicosanoiden beteiligt. Das sind hormonähnliche Signalstoffe, die entzündungshemmend wirken, die Blutgefäße erweitern, den Bluthochdruck senken und die Blutfette sowie die Durchblutung verbessern. Außerdem reduzieren sie das Risiko von

Herzkrankheiten und haben viele weitere gesundheitsfördernde Eigenschaften. Sprich, ohne ausreichend Omega-3-Fettsäuren können die Eicosanoiden nicht richtig im Organismus arbeiten.

Wo kommen Omega-3-Fettsäuren vor? Bekannt ist, dass Fische, vor allem Kaltwasserfische, einen hohen Gehalt an Omega-3-Fettsäuren vorweisen. Veganer, die sich ausschließlich von pflanzlichen Lebensmitteln ernähren, finden die essenziellen Omega-3-Fettsäuren, sprich die α-Linolensäure, in Meeresalgen-Öl. Hier sind gezüchtete Mikroalgen als Ergänzungspräparat empfehlenswert, da sie frei von Umweltgiften und Radioaktivität sind. Ebenfalls lässt sich eine Omega-3-Fettaufnahme mithilfe pflanzlicher Öle wie Leinöl, Hanföl und Rapsöl sowie Leinsamen und Walnüssen/Walnussöl gewährleisten. Leinöl weist unter den Pflanzenölen sogar den höchsten Gehalt an α-Linolensäure auf. Es darf aber nicht erhitzt werden, sodass es sich nur für Salate und die kalte Küche eignet. Da sich Leinöl nicht so lange hält, sollte es im Kühlschrank aufbewahrt und schnell verbraucht werden. Leinsamen besitzen ebenfalls viel α-Linolensäure. Doch hier bleibt ein großer Teil der Fettsäure unzugänglich, wenn die Leinsamen nicht gequetscht oder geschrotet werden.

Chiasamen haben ebenfalls Omega-3-Fettsäuren. Sie besitzen zudem eine hohe Nährstoffdichte und passen perfekt ins Müsli oder in ein veganes Gebäck. Zudem besitzen sie auch Omega-6-Fettsäuren. Experten raten, täglich bis zu 15 Gramm Chiasamen zu essen. Mehr sollte aber nicht verzehrt werden.

- Der Bedarf an Omega-3-Fettsäuren liegt bei rund 0,5 Prozent der täglichen Energieaufnahme. Das entspricht etwa 1,5 Gramm α-Linolensäure. Gleichzeitig sollten 2,5 Prozent Omega-6-Fettsäuren hinzukommen (das Verhältnis ist 5:1).
- Etwa 30 Gramm Walnüsse oder ein Esslöffel Leinöl entsprechen in etwa zwei bis vier Gramm α-Linolensäure.

- Ein Mangel an Omega-3-Fettsäure erhöht das Risiko für Herz-Kreislauf-Erkrankungen sowie neurologische Störungen. Das kann bis zu Alzheimer, Schizophrenie, Depressionen oder ADHS führen.

In der folgenden Tabelle sind die pflanzlichen Träger von Omega-3-Fettsäuren nochmals zusammengefasst.

Vegane Omega 3 Quellen	
Menge pro 100 g/ml	
Leinsamen	22'000 mg
Leinöl	54 %
Chiasamen	18'000 mg
Chiaöl	64 %
Hanfsamen	9'000 mg
Hanföl	17 %
Walnüsse	7'500 mg
Walnussöl	13 %
Rapsöl	9 %

Tabelle 2: Vegane Omega 3 Quellen

Vegane Superfoods

Gibt es in der veganen Ernährung so etwas wie Superfoods? Wenn ja, welche pflanzlichen Nährstoffwunder lassen sich in den veganen Speiseplan integrieren? Nun, es gibt eine ganze Menge an Wunderpflanzen. Viele der veganen Superfoods finden sich zudem auf dem heimischen Wochenmarkt oder in der Natur. Denn nicht nur exotische Früchte und Samen haben es in sich.

Die folgenden Superfoods sollten in keiner veganen Küche fehlen. Sie zeichnen sich durch einen hohen Anteil an Vitaminen und Mineralstoffen aus. Jedes Superfood enthält zudem einen Supernährstoff. Dabei liegt das Augenmerk auf den sekundären Pflanzenstoffen. Sie haben eine besonders hohe gesundheitsfördernde Wirkung. Die im Folgenden präsentierten Superfoods sind übrigens nachhaltig und stammen aus heimischen Regionen. Sie müssen nicht importiert werden.

 Leckere Beerenfrüchte

Beeren in jeder Art und Weise zählen zu den absoluten Superfoods. Seien es Himbeeren, Heidelbeeren, Johannisbeeren, Stachelbeeren, Erdbeeren oder Cranberrys, sie alle sind Vitamin-Booster und beinhalten viele Mineralien. Die enthaltenen Farbstoffe haben viele gesundheitsfördernde Eigenschaften und sind krebsvorbeugend. Besonders lecker sind die süßen Früchte natürlich zur Beerenzeit. Die Früchte lassen sich aber auch prima einfrieren, sodass sie lange haltbar sind. Übrigens: Beeren sind zudem gut fürs Gedächtnis und stärken die Immunabwehr. Außerdem wirken sie antioxidativ und entzündungshemmend.

 Krebsvorbeugung mit Brokkoli

Brokkoli ist ein spezielles Gemüse. Es zählt zu den Superfoods und besitzt hohe Mengen an wichtigen Vitaminen, Kalzium, Magnesium und Zink, die für Haut und Knochen sowie das Immunsystem wichtig sind. Darüber hinaus ist Brokkoli ein hervorragender Eisen-, Carotin- und Kaliumlieferant. Die sekundären Pflanzenstoffe wie Sulforaphan wirken präventiv gegen Krebs, verbessern die Sehkraft und stärken das Immunsystem. Damit möglichst viele der Superkräfte im Brokkoli enthalten bleiben, sollte dieser nur kurz gedünstet oder blanchiert werden.

Hanf als Alleskönner

Hanf steht auch auf der Superfood-Liste. Und zwar der heimische Hanf. Denn er gehört, was viele nicht wissen, zu den Wunderpflanzen schlechthin. Er stellt den Wegbereiter für ein gesundes, vitales Leben dar. Natürlich sind im Hanf zahlreiche wertvolle Nährstoffe enthalten. Hervorzuheben sind jedoch ganz besonders die pflanzlichen Proteine, der hohe Anteil an Vitamin B2 (enthält mehr als Fleisch) und die Omega-3-Fette, die für den menschlichen Körper essenziell sind. Hanf reguliert zudem den Hormonhaushalt und mildert Stimmungsschwankungen. Es wirkt sich positiv auf Geist, Nerven und Gehirn aus. Außerdem enthält Hanf viele Mineralien und Spurenelemente und ist hypoallergen, nuss- und glutenfrei. Allergiker vertragen Hanf deshalb sehr gut. In Form von Hanföl ist es eine Bereicherung in der veganen Küche. Zudem kann Hanf ungeschält oder geschält sowie verarbeitet in verschiedenen Produkten konsumiert werden.

Veganer Hype: Grünkohl

Das Wintergemüse Grünkohl ist zwar nicht nach jedermanns Geschmack. Doch wie ein Starkoch sagte: „Gemüse schmeckt, wenn man es richtig würzt und zubereitet." Und auch Grünkohl lässt sich lecker zubereiten. Grünkohl ist außerdem das Superfood unter den Superfood-Lebensmitteln. Denn es hat die stärkste Wirkung, was die Krebsvorbeugung anbelangt. Darüber hinaus senkt es den Cholesterinspiegel und die Blutfettwerte. Des Weiteren stecken in dem grünen Wintergemüse jede Menge Vitamin C, Vitamin K, Kalzium, Magnesium und Eisen. Dank der vielen sekundären Pflanzenstoffe und Omega-Fettsäuren stellt Grünkohl für

Veganer einen perfekten Fleischersatz dar. Es enthält sogar mehr Omega-Fettsäuren als Rindfleisch. Und es kommt noch besser: Mit gerade einmal 40 Kalorien pro 100 Gramm und lediglich 0,9 Gramm Fett eignet sich Grünkohl perfekt für eine leichte Küche und unterstützt das Abnehmen.

Portulak: ein gesundes Unkraut

Portulak ist ein heimisches Blattgemüse, das kaum einer kennt, aber gerade wieder populär wird. Es ist auch unter dem Namen Tellerkraut oder Burzelkraut bekannt und lässt sich leicht selbst aufziehen. Das deutsche Gartengemüse, das auf den ersten Blick aussieht wie Unkraut, wächst sowohl im Sommer als auch im Winter. Es hat einen leicht nussigen, mild würzigen Geschmack und lässt sich entweder als Salat oder gedünstet essen. Auch auf dem Brot macht sich das Kraut gut. Die Inhaltsstoffe haben eine heilende Wirkung. Zudem ist das Gemüse mit viel Omega-3-Fettsäuren, Magnesium, Vitamin C, verschiedenen B-Vitaminen, Vitamin A, Eisen, Kalzium, Natrium und Kalium ausgestattet. Besonders die vielen Vitamine machen das Tellerkraut zu einem echten Superfood. Was die Heilwirkung angeht, so hilft Portulak bei Nierenbeschwerden, Husten, Fieber, Blasen- und Kopfschmerzen. Der Alleskönner fördert zudem die Durchblutung und hilft beim Abnehmen. Und das sind längst nicht alle heilenden Eigenschaften, die in dem unscheinbaren „Unkraut" stecken.

Wildpflanzen aus der Natur

Zu den gesündesten Wildpflanzen zählen Löwenzahn, Bärlauch und Brennnessel. Sie wachsen überall in der Natur und sind leicht zu erkennen. Die heimischen Pflanzen haben viele gesundheitsfördernde Eigenschaften und lassen sich als heldenhafte Wunderpflanzen bezeichnen. Sie stecken voller Proteine, sekundärer Pflanzenstoffe, Mineralien, Bitterstoffe, Beta-Carotin und Antioxidantien. Sie lassen sich in den Salat geben, zu Tee verarbeiten und bereichern Suppen, Soßen, Pesto und Smoothies.

Das an der Brennnessel bekannte Nesselgift, das uns piekst, wenn wir die Pflanze mit der Haut berühren, verschwindet beim Garen oder Blanchieren. Zudem kann die Pflanze auch getrocknet werden. Dann ist das Nesselgift ebenfalls verschwunden. Des Weiteren kann die frisch gepflückte Brennnessel in ein Tuch gewickelt werden. Dann einfach ein paar Mal mit dem Nudelholz darüber rollen, und das brennende Gift ist verflogen. Die Brennnessel besitzt übrigens Unmengen an Eisen, Vitamin C, Kalzium und Vitamin A sowie zahlreiche
Mineralien. Auch liefert sie viel gesundes Eiweiß.

Was den Löwenzahn betrifft, so liegt seine Stärke in der hohen Nährstoffdichte. Besonders Vitamin K ist in keiner anderen Pflanze in so großer Menge enthalten wie in Löwenzahn. Zudem finden sich Vitamin A, Vitamin B1, Vitamin B2, Vitamin B6, Vitamin C und Vitamin E in der Wunderpflanze. Essbar ist eigentlich alles bei diesem Superfood (auch der Stängel). Besonders schmackhaft sind aber die Blätter und die gelben Blüten. Die Wildpflanze hat dank der Bitterstoffe eine entschlackende Wirkung und unterstützt die Verdauung. Zudem wirkt Löwenzahn mit seinen zahlreichen sekundären Pflanzenstoffen antibakteriell sowie antiviral. Wer Löwenzahn in den veganen Speiseplan integriert, bringt zudem den Stoffwechsel in Schwung.

Bärlauch ist ein wildes Blattgemüse, das einen knoblauchähnlichen Geschmack hat und sich als Knoblauchersatz verwenden lässt. Aber auch als Salat oder zu Pesto verarbeitet, schmeckt Bärlauch lecker. Das Superfood wächst vor allem in Wäldern und in der Nähe von Gewässern. Der Kräuterpflanze werden viele Heileigenschaften zugesprochen. Sie wirkt antibakteriell, blutreinigend, blutdrucksenkend, entzündungshemmend, harntreibend und stoffwechselunterstützend. Zudem besitzt Bärlauch viel Vitamin C, Eisen, Magnesium und Allicin.

Hagebutte zur Stärkung des Immunsystems

Hagebutte kennen viele nur als Tee oder Marmelade. Doch die roten Beeren mit ihrem Juckpulver lassen sich auch zu anderen Lebensmitteln verarbeiten. Sie enthalten einen hohen Gehalt an Vitamin C (bis zu 1.500 Milligramm pro 100 Gramm) und gelten als Immunbooster schlechthin. Sie fördern unter anderem die Wundheilung, regulieren die Verdauung und versorgen den Körper mit ausreichend Energie. Enthalten sind in der Hagebutte zudem B-Vitamine, Vitamin A, Vitamin K und Vitamin E, Magnesium, Eisen, Kalium, Kalzium, Farbstoffe und Gerbstoffe. Darüber hinaus stecken in den roten Beeren viele Antioxidantien, die vor vorzeitiger Alterung schützen und bei der Krebsprävention hilfreich sind.

 Die wiederentdeckte Pastinake

Das weiße Wurzelgemüse wird derzeit neu entdeckt. Viele Jahre lang war das karottenähnliche Gemüse Bestandteil der deutschen Küche. Doch irgendwann geriet das Wurzelgemüse in Vergessenheit. Die weiche, süßlich schmeckende Knolle passt in jede Suppe, jeden Eintopf und zu jedem veganen Gericht. Sie stellt die ideale Beilage dar. Zudem liefert das Superfood unzählige Nährstoffe, Kohlenhydrate, Fette und Eiweiß. Auch fehlen Vitamine und Mineralstoffe nicht: Vitamin A, Vitamin B1, Vitamin B2, Vitamin B3, Vitamin B6, Vitamin C, Vitamin E, Natrium, Magnesium, Eisen, Kalium, Kalzium, Inulin und andere. Besonders wertvoll ist die Pastinake aber aufgrund ihres enormen Gehalts an B-Vitaminen. Kaum ein anderes Wurzelgemüse kann da mithalten. Für Veganer ist das gesunde und heilbringende Gemüse ein unbedingtes Muss.

 Scharfer, aber unheimlich gesunder Meerrettich

Der ebenfalls zu den Wurzelgemüsen zählende Meerrettich ist für seine Schärfe bekannt und gehört zu den Top-Superfoods für Veganer. Die längliche weiße Wurzel hat eine hohe Heilwirkung. Sie wird seit vielen Jahrhunderten als Heilpflanze verwendet. Das

Wurzelgemüse gilt als natürliches Antibiotikum mit einer hohen antimutagenen Wirkung. Die enthaltenen Glykoside, die für den scharfen Geschmack zuständig sind, haben antibakterielle Eigenschaften und stärken das Immunsystem. Des Weiteren stecken in dem heimischen Wurzelgemüse viel Vitamin C, Magnesium, Folsäure, Zink, Kalzium, Omega-Fettsäuren, Kalium, Ballaststoffe sowie sekundäre Pflanzenstoffe. Meerrettich wirkt bei Blasenentzündungen, Erkältungen, Muskelschmerzen und gilt als schleimlösend und menstruationsfördernd.

Weniger geeignete Lebensmittel für Veganer

Veganer verzichten auf alle tierischen Produkte, dazu zählen auch Milch, Käse, Eier und Fertigprodukte, die tierische Inhaltsstoffe besitzen. Ansonsten ist grundsätzlich alles erlaubt. Dennoch gibt es Lebensmittel, die für Veganer weniger geeignet sind. Dazu zählen vor allem nährstoffarme Lebensmittel. Wenn diese zu stark in den Speiseplan integriert werden, kann es zu Mangelerscheinungen oder gesundheitlichen Problemen kommen. Wie bereits erwähnt, sind Weißmehl, Zucker und Alkohol keine nährstoffreichen und gesunden Lebensmittel. Als Veganer greift man zudem oft zu Fleischersatz in Form von Veggie-Wurst oder Gemüseburger. Doch diese Fertigprodukte können ungesunde Zusatzstoffe sowie viel Salz enthalten. Sie dürfen natürlich gegessen werden, sollten aber nicht den Hauptbestandteil der veganen Ernährung ausmachen.

- Veganer sollten sich gut über alle Lebensmittel informieren und ein Gespür für gesunde Lebensmittel entwickeln. Viele Produkte aus dem Supermarkt oder Bioladen, die als „vegan" gekennzeichnet sind, sind nicht automatisch gesund. Bei einigen Lebensmitteln sollte man lieber nicht zu viel davon essen.

Veganer, die zum Frühstück gerne zu Müsli greifen, sollten bei fertigen Müslimischungen genau hinsehen. Bio oder nicht, sie enthalten oft viel Zucker und andere ungesunde Inhaltsstoffe, die das

Gewicht erhöhen und zu Entzündungen oder Ungleichgewicht führen können. Am besten ist, sich das Müsli selbst zusammenzustellen. Da weiß man, was drin ist. Vorsicht ist auch bei Protein- und Müsliriegeln geboten. Sie bestehen fast nur aus Zucker und ungesunden Kohlenhydraten sowie chemischen Süßstoffen. Darüber hinaus ist der Fettanteil bei Müsliriegeln extrem hoch. Hier gilt das Gleiche wie bei Müslimischungen: lieber selbst machen.

Ebenfalls wenig gesund sind Diätprodukte. Viele glauben, dass sie durch ein Lightprodukt von einer Kalorienersparnis profitieren, doch dem ist nicht so. Zudem sind in den meisten Diätlebensmitteln chemische Inhaltsstoffe, zum Beispiel in Form von Süßstoffen, vorhanden, die den Stoffwechsel ins Ungleichgewicht bringen und auf Dauer gesundheitsschädigend sein können. In diesem Zusammenhang sollten auch die Fertiggerichte genannt werden. Sie sind verlockend, da sie sich schnell zubereiten lassen, vor allem, wenn zum Kochen keine Zeit ist. Doch viele der enthaltenen zusätzlichen Inhaltsstoffe können vom Körper nicht richtig verarbeitet werden. Besonders gesundheitsgefährdend sind die in Fertigprodukten zu findenden Aromen, Transfette, Geschmacksverstärker und Konservierungsmittel.

- Ein Fertiggericht mit vielen E-Nummern und hohem Zucker- und Salzgehalt in der Inhaltsstoffangabe ist besonders ungesund.
- Grundsätzlich sollte als Veganer auf Fertiggerichte verzichtet werden. Es gibt viele gesunde vegane Rezepte mit denen sich im Nu leckere Gerichte zaubern lassen.
- Auch Ketchup gehört in die Kategorie der Fertigprodukte. Die leckere rote Soße besteht nämlich keineswegs nur aus Tomaten, sondern enthält auch jede Menge Zucker, künstliche Aromastoffe und Geschmacksverstärker. Veganer sollten auf Ketchup verzichten oder es selbst herstellen.

Abstand halten sollten Veganer darüber hinaus von Fruchtsäften und Sirupalternativen wie Agavendicksaft. Vor allem der Agavendicksaft wird in der veganen und vegetarischen Community als gesunde Alternative zu Industriezucker angepriesen. Dieses Süßungsmittel hat einen guten Ruf, ist aber alles andere als gesund. Denn der Agavensirup ist meistens stark verarbeitet und besteht aus bis zu 90 Prozent Fructose. In so hoher Menge kann der Körper es nicht verstoffwechseln. Die Fructose landet im Fettdepot, man nimmt zu. Auf Dauer kann ein regelmäßiger Konsum von Agavendicksaft außerdem zu gravierenden Leberschäden führen. Der hohe Zuckeranteil fördert zudem Diabetes Typ 2. Ähnlich ist das bei Fruchtsäften. Sie haben ebenfalls (wie bereits mehrfach im Buch beschrieben) viel Fructose. Außerdem sind konservierte Fruchtsäfte mit chemischen Geschmacksstoffen versehen, die sich negativ auf die Gesundheit auswirken. Wer auf Saft nicht komplett verzichten möchte, sollte diesen selbst herstellen, und zwar in Form eines Smoothies oder eines frisch gepressten Fruchtsafts.

Was ist mit glutenfreien Nudeln und anderen glutenfreien Lebensmitteln? Diese Produkte, die eigentlich für Menschen mit einer Glutenunverträglichkeit gedacht sind, werden auch von immer mehr gesundheitsbewussten Verbrauchern konsumiert. Denn sie glauben, dadurch weniger Kalorien zu sich zu nehmen und gesünder zu leben. Doch bei näherem Hinsehen stellt sich schnell heraus, dass viele glutenfreie Lebensmittel hohe Mengen an Stärke und Zucker enthalten und somit wenig gesund sind. Wenn es wirklich ein glutenfreies Produkt sein soll, dann am besten ein natürliches Lebensmittel.

Viele Veganer, die nicht auf Butter verzichten möchten, greifen im Kühlregal zu pflanzlicher Margarine. Doch diese Butteralternative ist nur selten gesundheitsfördernd. Vor allem, wenn sie viele Transfette, Toxine und gehärtete Fette enthält. Auch hier kann die Supermarktmargarine durch selbstgemachte ersetzt werden. Das geht sogar ganz einfach. Mit nur drei Zutaten lässt sich in fünf Minuten eine pflanzliche Butter herstellen. Dazu braucht es nicht mehr als Rapsöl, Kakaobutter und Kristallsalz. Rezepte dazu finden sich in veganen Kochbüchern oder im Internet.

Schritt 4: Richtig Einkaufen

Wer bisher beim Einkaufen nicht wirklich großen Wert auf die Auswahl gelegt hat, der wird sich als frischgebackener Veganer schwertun, sich im Supermarkt-Dschungel zurechtzufinden. Wo fängt man am besten an? Wie geht man vor? Welche Produkte sind sinnvoll und nachhaltig? Damit Einsteiger es etwas leichter haben, werden in diesem Kapitel die besten Einkaufstipps verraten. Sie sparen viel Zeit und Mühe. Auch der Geldbeutel wird sich bedanken.

Übrigens, es muss nicht immer der teure Bioladen sein. Mittlerweile haben fast alle Discounter und Supermärkte vegane Produkte im Sortiment. Besonders Aldi und Lidl sind hier zu empfehlen!

Die besten Einkaufstipps für die vegane Ernährung

Alles startet mit einem Einkaufszettel. Auch als Veganer. Nur so wird eingekauft, was tatsächlich benötigt wird, und man weiß, wo man hinmuss. Ideal ist es, eine Liste zu machen, die nach Einkaufsorten sortiert ist. Damit nicht jeden Tag aufs Neue in den Bioladen oder Supermarkt gefahren werden muss, sollte die Essenswoche vorher gut durchgeplant sein.

Im Supermarkt lässt sich alles, was nicht verarbeitet ist, sprich Obst und Gemüse, Backprodukte (Mehl etc.), Vollkorngetreide und Pseudogetreide wie Reis, Couscous, Quinoa sowie Hülsenfrüchte, Öle, Essig und Gewürze bedenkenlos in den Einkaufswagen packen. Dennoch sollte, wenn möglich, auf Bioprodukte oder das Vegan-Siegel geachtet werden. Bei Obst und Gemüse sollten darüber hinaus, so gut es geht, nur saisonale und regionale Lebensmittel gekauft werden. Nur so lässt sich Nachhaltigkeit gewährleisten.

- bei Marmeladen auf das Vegan-Siegel achten, denn herkömmliche Supermarktmarmelade enthält oft tierische Zusatzprodukte wie Gelatine
- Dosengemüse, eingelegte Gurken, Oliven im Glas sind in der Regel vegan, aber einige Dosenprodukte können mit viel Zucker versehen sein. Hier ist es sinnvoll, die Inhaltsstoffe zu überprüfen.
- Müsli ist in der Regel vegan, kann aber ebenfalls viel Zucker enthalten. Darüber hinaus stecken in Müslimischungen zum Teil Schokolade, Joghurt, Milchpulver oder Honig. Strenge Veganer verzichten nämlich auch auf Honig.
- Produkte aus der Kühltheke: anstatt Milchprodukte auf pflanzliche Ersatzprodukte wie Mandelmilch zurückgreifen
- Brot ist meistens vegan. Brötchen, Brezeln und süße Backwaren können aber Milch oder Eier enthalten. Im Zweifelsfall nachfragen.
- Vegane Nuggets, veganes Hackfleisch, vegane Salami, vegane Maultaschen und Schnitzel finden sich meistens in einem der Supermarktregale. Ob diese Produkte gesund sind, darüber lässt sich diskutieren. Hin und wieder dürfen diese Fleischalternativen in den Einkaufswagen. Nur sollten sie nicht in großen Mengen konsumiert werden.
- Zartbitterschokolade ist fast immer vegan.
- Was Chips anbelangt, so sind Pringles und Biochips von Alnatura pflanzlich.

In fast jedem Supermarkt gibt es pflanzliche Milchalternativen, und zwar auch in Form von pflanzlicher Sahne, pflanzlichem

Käse, pflanzlichem Joghurt oder Pudding. Sie bestehen aus Soja-, Reis-, Hafer-, Mandel- oder Cashewmilch. Hier ist es sinnvoll, verschiedene Sorten auszuprobieren. Zum Backen eignet sich allerdings Sojamilch am besten. Fürs Müsli ist Mandel- oder Hafermilch sehr schmackhaft. Damit es für das Brot nicht nur veganen Käse gibt, darf ruhig zu den Brotaufstrichen gegriffen werden. Diese sind herzhaft, gesund, lecker und sättigend. In Bioläden gibt es sie in großer Auswahl, aber auch Discounter und Drogerien haben eine kleine Ecke mit pflanzlichen Brotaufstrichen.

Bei den Süßigkeiten sind viele Produkte leider nicht vegan. Sie sind in der Regel mit Vollmilchpulver, Gelatine, Honig, Karmin oder Butterreinfett versehen.

Es gibt aber vegane Süßigkeiten wie zum Beispiel die Neapolitaner der Marke Manner, vegane Produkte von Oreo und Mon Chéri, vegane Karamellkekse und Zartbitterschokolade. Des Weiteren finden sich im Bioladen auch spezielle vegane Süßigkeiten wie vegane Gummibärchen oder vegane Schokolade.

Auf Lebensmittelzusatzstoffe achten

Auf Lebensmittelzusatzstoffe zu achten, ist beim veganen Einkaufen wichtig. Denn viele Produkte enthalten versteckte tierische Zusatzstoffe. Vor allem bei verarbeiteten Lebensmitteln und Fertigprodukten ist die Zutatenliste oft sehr lang. Generell müssen die Hersteller alle Zutaten, die Allergene sind, fett abdrucken. Des Weiteren müssen sie es hervorheben, wenn ein Produkt Lactose beinhaltet. Häufig findet sich am Ende der Zutatenliste folgender Satz: „Kann Spuren von Milch und Ei (oder Schalentieren) enthalten." Das bedeutet aber nicht, dass tierische Zutaten in dem Lebensmittel stecken. Die Hersteller sichern sich damit rechtlich gegen mögliche Allergiker ab und schreiben diesen Satz auf die Verpackung. Das Lebensmittel selbst ist aber vegan, wenn keine tierischen Zutaten gelistet sind.

Einige Lebensmittelzusatzstoffe können allerdings für Verwirrung sorgen. Zum Beispiel der Inhaltsstoff Milchsäure. Da denken viele, dies sei ein tierischer Inhaltsstoff und das Produkt somit nicht vegan. Das ist falsch! Milchsäure ist ein pflanzliches Konservierungsmittel und findet sich sogar in fertigem Sauerkraut oder Oliven im Glas. Bei Gelatine gibt es zwei Varianten: eine tierische und eine pflanzliche Variante. Wenn „Gelatine" draufsteht, handelt es sich um eine tierische Gelatine, die aus Knochen und Haut von Tieren stammt. Steht „Pektin" als Bindemittel auf der Verpackung, so handelt es sich um pflanzliche Gelatine.

Einige Getränke wie Wein (kommt nur noch selten vor) oder Fruchtsäfte werden bei der Produktion zum Teil mit Gelatine geklärt. Sie ist zwar nicht im fertigen Getränk enthalten, wird aber bei der Herstellung verwendet. Die Produzenten müssen das nicht auf der Flasche deklarieren. Hier lohnt es sich, Wein und Saft, die als vegan gekennzeichnet sind, zu kaufen.

Farbstoffe sind nicht immer pflanzlicher Herkunft. Der rote Farbstoff mit dem Namen Karmin wird aus Läusen gewonnen und ist somit tierischer Herkunft. Enthalten ist Karmin zum Beispiel in bestimmten Kaugummis oder M&M´s.

- Lebensmittel, die Milchsäure enthalten, sind vegan!
- Pektin ist pflanzliche Gelatine, das Produkt ist damit vegan!
- Naturtrübe Säfte werden nicht mit Gelatine geklärt.
- Karmin ist ein tierischer Farbstoff, der von Läusen stammt und auch als E 120 oder CI 75470 gekennzeichnet wird.

Wer keine Lust hat, alle Lebensmittel auf seine Zutaten hin zu überprüfen, kann sich dazu entscheiden, lediglich Produkte einzukaufen, die ein veganes Siegel tragen. Diese werden rein pflanzlich hergestellt. Auch die Verpackung ist vegan. Zu den bekanntesten Vegan-Siegeln in Deutschland und Europa gehören:

- **V-Label** der European Vegetarian Union
- **Veganlabel** der Veganen Gesellschaft Deutschlands
- **Veganblume** der Vegan Society

Über 341 E-Nummern – viele sind pflanzlich

Die E-Nummern, die auf vielen Lebensmitteln stehen, kennzeichnen Lebensmittelzusätze wie Farbstoffe oder Süßungsmittel. Es gibt derzeit 341 verschiedene E-Nummern. Natürlich muss kein Veganer all diese kennen. Es reicht, zu wissen, welche dieser E-Nummern nicht vegan sind. Denn erfreulicherweise sind fast alle Nummern pflanzlichen Ursprungs. Des Weiteren kommen E-Nummern in der Regel nur bei Fertigprodukten und stark verarbeiteten Lebensmitteln vor. Sie stehen auf der veganen Einkaufsliste sowieso nicht im Fokus.

Die folgenden E-Nummern sind tierischer Herkunft:

- E 441 steht für Gelatine (stammt aus Haut und Knochen)
- E 120 steht für Karmin (stammt von Läusen)
- E 901 steht für Bienenwachs
- E 904 steht für Schellack (stammt von Schildläusen)
- E 967 steht für Lactit (stammt aus Milchzucker)

Wer sichergehen möchte, dass er ein veganes Produkt kauft, kann sich auch mit einer Applikation für das Handy behelfen. Im Folgenden werden die drei hilfreichsten Einkaufs-Apps für Veganer vorgestellt.

Einkaufs-Apps für Veganer

Die kostenlose App „Code Check" ist für alle ideal, die bei den E-Nummern auf Nummer sicher gehen wollen, dass keine tierischen Zusatzstoffe enthalten sind. Die genannten fünf E-Nummern aus tierischer Herkunft sind zwar derzeit die einzigen nicht pflanzlichen E-Nummern, aber das kann sich natürlich ändern. Die App Code Check für IOS und Android zeigt jedenfalls bei den verarbeiteten Lebensmitteln sofort auf, ob es sich um ein veganes Produkt handelt. Dazu scannt man einfach den Barcode des Lebensmittels ein, und schon wird das Ergebnis angezeigt. Das Tolle ist, dass die App darüber hinaus anzeigt, ob zudem Mikroplastik, Salz, Palmöl oder Gluten im Lebensmittel oder einem anderen Produkt (wie Kosmetik, Shampoo, Zahncreme etc.) enthalten ist.

Von PETA, beziehungsweise deren Jugendkampagne PETA Zwei, gibt es eine nützliche App für alle Vegan-Einsteiger. Es handelt sich dabei um eine kostenfreie Einkaufsguide-App, die über vegane Produktneuheiten informiert und verrät, wo sich vegane Produkte finden lassen. Die App zeigt an, ob ein bestimmtes Lebensmittel oder Produkt vegan ist, und schlägt auch gleich wo nötig eine passende Alternative vor. Derzeit befinden sich mehrere tausend vegane Produkte in der App. Sie lassen sich nach Supermarktketten sortieren. Die App wird ständig erweitert und die Bedienung funktioniert einfach und unkompliziert.

Für Kosmetikprodukte gibt es die kostenlose App „Kosmetik ohne Tierversuche". Sie zeigt tierversuchsfreie und vegane Kosmetikprodukte an. Auch listet sie Kosmetika auf, die in Zusammenhang mit Tierversuchen stehen. Tipps, wo Naturkosmetik gekauft werden kann, gibt es ebenfalls.

Schritt 5: In den Alltag integrieren

Wer sich für die vegane Lebensform entschieden hat, wird diese nach und nach immer besser in den Alltag integrieren können. Der Verzicht von Fleisch, Fisch und Milch ist dabei nur ein kleiner Teil. Denn wer sich vegan ernährt und eine Familie hat, wird auch seine Kinder mit dem Thema Veganismus vertraut machen und sich zudem für einen nachhaltigen Lebensstil entscheiden. Eltern, die vorhaben, ihren Nachwuchs pflanzlich zu ernähren, müssen allerdings ein paar Dinge beachten, damit es für die Kinder ausgewogen und gesund ist. Wer darüber hinaus beruflich stark eingespannt ist, wird nicht immer Zeit haben, zu kochen. Zum Glück kann mittlerweile auch außer Haus vegan gegessen werden. In den letzten Jahren hat eine Fülle an veganen und vegetarischen Restaurants eröffnet. Zudem gibt es in Bioläden eine Snacktheke und auch normale Cafés und Restaurants bieten Gästen vegane Alternativen an. Wer Freunde zu sich nach Hause einlädt oder eine Party plant, muss ebenfalls nicht verzweifeln. Die Auswahl an Rezepten ist gigantisch. Selbst Starköche haben Tipps für vegane Partys und Feste parat. Die besten Tipps für den Alltag folgen jetzt.

Vegane Familie und Kinder: Worauf zu achten ist

Noch immer gibt es viele Diskussionen über die Frage, ob sich Kinder vegan ernähren können und sollten. Befreundete Eltern und Familienmitglieder sehen das häufig kritisch. Sie verurteilen das oft auch. Dabei bedeutet eine vegane Ernährung keineswegs eine Mangelernährung für Kinder. Vor allem, da sie auf viele ungesunde Lebensmittel wie Fertigprodukte, Zucker, Transfette und Süßigkeiten verzichtet. Natürlich muss die vegane Ernährung für Kinder ausgewogen und nährstoffreich sein. Um sicherzugehen, sollten alle veganen Familienmitglieder und auch die Kinder regelmäßig per Bluttest auf Mangelerscheinungen hin überprüft werden. Da bekanntlich nicht alle Ärzte eine vegane Ernährung unterstützen, kann auf veganen Portalen nach veggie-freundlichen Ärzten gesucht werden.

Darüber hinaus sollte den Eltern klar sein, dass sich Kinder im Wachstum befinden und deshalb mehr energie- und nährstoffreiche Kalorien benötigen als Erwachsene. Die Lebensmittelauswahl sollte deshalb nicht zu stark eingeschränkt werden. Damit die Kinder von möglichst viel Energie profitieren, sollten sie viele Avocados, Tofu und Nüsse essen. Wichtige Nährstoffe für den Nachwuchs sind:

- Vitamin B12
- Vitamin D
- Omega-Fettsäuren
- Eisen
- Jod
- Zink
- Kalzium
- Magnesium

Omega-Fettsäuren, fast alle Mineralstoffe sowie die meisten Vitamine lassen sich durch Obst, Gemüse, Leinsamen, Vollkorngetreide, Walnüsse, Sesam und Hülsenfrüchte ausreichend abdecken.

Schwieriger wird es bei Vitamin B12 und Kalzium. Hier bietet es sich an, den Kindern kalziumreiches Mineralwasser zum Trinken zu geben. Eine Handvoll Hefeflocken über das pflanzliche Gericht versorgt die Kinder zudem mit den B1-, B2-, B6-Vitaminen.

Das wichtige B12-Vitamin, dass bei der Nervenentwicklung und Blutbildung hilft, muss bei Kindern supplementiert werden. Das lässt sich mit veganen Lebensmitteln nicht ausreichend zuführen. Zwar wird Vitamin B12 mit der Muttermilch aufgenommen und viele Jahre lang im Körper gespeichert, doch irgendwann ist der Speicher aufgebraucht.

- Ein Vitamin-B12-Mangel kommt bei Kindern, egal ob sie sich vegan ernähren oder nicht, häufig vor. Sie sollten deshalb ein Nahrungsergänzungsmittel einnehmen.

Vitamin D, das ebenfalls wichtig für den Körper ist und vor allem durch die Sonne aufgenommen wird, braucht nicht über Nahrungsergänzungsmittel zugeführt zu werden. Regelmäßige Spaziergänge an der frischen Luft und 15 bis 20 Minuten tägliches draußen Spielen reichen in der Regel aus. Zudem stecken in Pilzen hohe Mengen an Vitamin D.

Was die Proteinzufuhr anbelangt, müssen sich vegane Eltern ebenfalls keine Sorgen machen, denn Proteine müssen nicht unbedingt vom Tier stammen. Es gibt zahlreiche pflanzliche Lebensmittel, allen voran die Hülsenfrüchte, die hohe Mengen an Proteinen enthalten. Zum Teil sogar mehr als Fleisch. Auch in Getreide und Gemüse stecken Proteine. Was Eltern grundsätzlich bedenken sollten, ist, dass Kinder einen erhöhten Proteinbedarf haben. Deshalb sollten Eltern darauf achten, dass ihr Nachwuchs ausreichend Proteine über die Nahrung erhält.

- Der Proteinbedarf von Kindern im Wachstum ist hoch. Sojabohnen, Tofu, Bohnen und Mais sind mit vielen Proteinen versehen. Ein Mittagessen aus diesen Zutaten ist eine Proteinbombe!

- Kleine Kinder brauchen mehr Fett. Gesunde pflanzliche Fettquellen sind Sojabohnen, Avocados, Nussaufstriche, Tofu oder Veggie-Burger.

> Was nicht auf dem Speiseplan stehen sollte: Kinder, die sich vegan ernähren, sollten weitestgehend auf Pommes, Ketchup, Limo, Cola, Weißbrot, Marmelade und andere Lebensmittel, die nicht wirklich gesund sind, verzichten. Auch vegane Ersatzprodukte sind für Kinder nicht unbedingt geeignet, da sie viel Zucker, Salz und Transfette enthalten. Frische und gesunde Kost ist für den Nachwuchs am besten. Wenn es dann doch mal Pommes sein sollen, sind selbstgemachte Pommes aus dem Ofen immer den Fertigpommes aus der Fritteuse vorzuziehen.

Natürlich lieben Kinder es, zu naschen. Und das sollte ihnen auch nicht verboten werden. Gesunde Süßigkeiten sind vegane Schokolade, süßer Brotaufstrich, Nüsse, getrocknete Früchte, vegane Gummibärchen, selbstgemachtes veganes Eis oder Schokomus auf Bananen-Kakao-Avocado-Basis.

- Kinder lernen mit Spaß und durch Nachmachen. Vegane Eltern sollten deshalb ein Vorbild sein und den Kindern ein Bewusstsein für gesundes, aber leckeres Essen vermitteln.
- Wenn die Kinder dennoch ab und zu mal Fleisch, Fisch oder Eier essen wollen, oder das bei der Oma mal tun, ist das in Ordnung. Sie sollten eigene Erfahrungen sammeln. Hier dogmatisch zu sein, bringt niemanden weiter.
- Im Handel gibt es zahlreiche wertvolle Koch- und Kinderbücher, die sich mit veganer Ernährung für Kinder auseinandersetzen.

Mahlzeiten für Kinder und Jugendliche laut PETA-Empfehlung

Im Folgenden findet sich eine Empfehlung von PETA zur veganen Ernährungszusammenstellung pro Tag für Kinder verschiedenen Alters.

1 bis 4 Jahre
- vier Portionen Brot, Vollkornprodukte, Cerealien
- Gemüse: zwei bis vier Esslöffel grünes Gemüse, bis zu einer halben Tasse buntes Gemüse
- eine viertel bis halbe Tasse Hülsenfrüchte, Nüsse, Samen
- drei Portionen Muttermilch, Soja-Muttermilchersatz, Sojadrink
- Obst: eine dreiviertel bis eineinhalb Tassen

5 bis 6 Jahre
- sechs Portionen Brot, Vollkornprodukte, Cerealien
- Gemüse: eine viertel Tasse grünes Gemüse, eine viertel bis halbe Tasse buntes Gemüse
- eine halbe bis ganze Tasse Hülsenfrüchte, Nüsse, Samen
- drei Portionen Sojadrink oder andere Pflanzendrinks
- Obst: ein bis zwei Tassen

7 bis 12 Jahre
- sieben Portionen Brot, Vollkornprodukte, Cerealien
- Gemüse: eine Portion grünes Gemüse, drei Portionen buntes Gemüse
- zwei Portionen Hülsenfrüchte, Nüsse, Samen
- drei Portionen Sojadrink oder andere Pflanzendrinks
- Obst: drei Portionen

13 bis 19 Jahre
- zehn Portionen Brot, Vollkornprodukte, Cerealien
- Gemüse: ein bis zwei Portionen grünes Gemüse, drei Portionen buntes Gemüse

- drei Portionen Hülsenfrüchte, Nüsse, Samen
- zwei bis drei Portionen Sojadrink oder andere Pflanzendrinks
- Obst: vier Portionen

Vegane Ernährung im Berufsalltag

Sich im Beruf vegan zu ernähren, ist nicht immer ganz einfach. Vor allem als Vegan-Anfänger. Während es zu Hause noch relativ leicht ist, ein pflanzliches Gericht zuzubereiten, wird es im Berufsalltag etwas schwieriger. Doch auch das ist mit einer guten Planung und Organisation möglich. Das Geheimnis ist, auf Vorrat Mittagsgerichte oder vegane Snacks vorzubereiten, die sich dann im Kühlschrank auf der Arbeit aufbewahren und später aufwärmen lassen. Denn selbst wenn auf der Arbeit eine Kantine vorhanden ist, wird diese nicht immer rein vegane Gerichte auf der Speisekarte stehen haben. Und jeden Tag Salat essen, ist auch nicht ideal. Grundsätzlich ist alles fürs Büro geeignet, was sich schnell zubereiten lässt. Wer keine Möglichkeit hat, etwas aufzuwärmen, kann einen Couscous- oder Nudelsalat vorbereiten und mitnehmen.

Zum Snacken oder einem späten Frühstück eignen sich ein selbstgemachtes Müsli oder ein Shake mit Sojaeiweiß. Wem eine Mikrowelle oder eine Küche auf der Arbeit zur Verfügung steht, kann sich einen Eintopf oder ein Pfannengericht mitnehmen. Eintöpfe schmecken bekanntlich nach dem zweiten Aufwärmen noch besser.

- Der kleine Hunger ist schnell mit einem Brot, das mit veganem Brotaufstrich oder einer Tofuwurst belegt ist, gestillt.
- Suppen und Aufläufe mit frischem Gemüse, Reis oder Bulgur lassen sich in großen Portionen vorbereiten und portionsweise einfrieren. Auf der Arbeit muss dann nur noch die entsprechende Portion erwärmt werden.
- Wer keine Lust hat, jedes Mal vorzukochen, kann sich auch mit sättigenden Snacks behelfen und, neben frischem Obst und Gemüse, Nüsse und Trockenfrüchte naschen.

Da die wenigsten Kollegen sich vegan ernähren oder sich etwas zum Essen mitnehmen, isst man oft alleine. Will man die Kollegen mittags zum Essengehen begleiten, kann es kompliziert werden. Diese werden sich nicht unbedingt für ein veganes oder vegetarisches Restaurant entscheiden. Aber solange es kein Steakhouse ist, wird man als Veganer sicher das eine oder andere Gericht finden. Sollten Kollegen kein Verständnis für vegane Ernährung aufbringen und komische Kommentare darüber machen, muss man sich nicht ärgern. Ein flotter Spruch, eine freche Gegenfrage, ein kleines Lächeln oder schlichtes Ignorieren helfen. Dann hören die „Nörgler" auch von alleine auf.

Schon gewusst? Es gibt spezielle Jobbörsen für Veganer im Internet wie die Jobverde.de oder nachhaltigejobs.de. Denn vegan lebende Menschen wollen oft (zu Recht) bei einem Arbeitgeber angestellt sein, der nachhaltig ist, sich für Umwelt- und Tierschutz engagiert oder sich sogar bewusst für eine pflanzliche Lebensweise entschieden hat. Als Veganer findet man dort Jobs im Gesundheitsbereich, bei veganen Lebensmittelproduzenten, veganen Restaurants, nachhaltigen Herstellern, NGOs oder Vertrieben, die faire Produkte vertreiben. Auch Jobs bei PR- und Werbeagenturen, die für Kunden mit veganem Hintergrund tätig sind, lassen sich dort finden.

Vegan im Restaurant

War es vor einigen Jahren noch richtig schwierig, ein vegetarisches, geschweige denn veganes Restaurant zu finden, so hat sich das mittlerweile geändert. Zumindest in den Städten und größeren Gemeinden gibt es Restaurants und Cafés, die viele pflanzliche Speisen anbieten. Es müssen auch nicht immer der berühmte vegane Burger oder das vegane Schnitzel sein. Viele schmackhafte Gemüse- und Hülsenfrüchtegerichte und leckere Reis- und Nudelspeisen finden sich so gut wie auf jeder Speisekarte. Selbst in klassischen Dorfgaststätten und im Steakhouse. Auf vielen veganen Blogs, Plattformen und in Onlinemagazinen werden regelmäßig neue vegane Restaurants vorgestellt. Es gibt zudem großartige Suchmaschinen, die vegane und veganfreundliche Restaurants in der Nähe des Eigenheims mitsamt Bewertung und Fotos anzeigen. Die größte App und Onlinesuchmaschine ist Happycow.net. Sie ist sogar eine weltweite Datenbank. Dort lässt sich nach rein veganen, vegetarisch-veganen und veggie-freundlichen Restaurants, aber auch veganen Geschäften und mehr filtern.

Die besten Suchmaschinen für vegane Restaurants sind:

- https://www.happycow.net/ (gibt es auch als App, Suche weltweit möglich)
- https://www.vanilla-bean.com/ (gibt es auch als App, viele Filteroptionen, ebenfalls weltweit)
- https://vegan-finder.com/
- https://www.veggiefinder.de/de/vegan-restaurants.html

Vegane Tipps für Partys und Feste

Nachhaltig und vegan feiern, das geht. Sei es ein Grillabend, ein Buffet, eine Party oder ein Weihnachtsfest, die Auswahl an veganen Rezepten und kreativen Gerichten ist enorm. Es gibt sogar Kochbücher, die sich auf vegane Partyrezepte spezialisiert haben. Mit etwas Planung und Organisation werden die veganen Feste ein Highlight, auch für Fleischesser.

Grillen – es muss nicht immer Fleisch sein

Beim Grillnachmittag oder Grillabend muss nicht immer Fleisch und Fisch auf dem Grill liegen. Ein veganes Barbecue kann genauso schmackhaft und rauchig aromatisch werden. Besonders lecker wird gewürztes Gemüse oder ein Gemüsespieß. Als Schnitzelalternative kann man eingelegte Auberginenschnitzel ausprobieren oder man überrascht Fleischliebhaber mit einem veganen Steak aus marinierten Portobello-Pilzen. Ebenfalls dürfen auf dem Grill

Kartoffeln, Süßkartoffeln und Paprika nicht fehlen. Dazu passt ein leckerer Avocadodip.

Und nicht nur Gemüse lässt sich grillen. Auch Obst wie Ananas oder Bananen, Pfirsiche oder Nektarinen gelingen auf dem Grill vorzüglich. Man muss auch nicht viel schneiden. Einfach die ganze Frucht auf den Grill legen und warten, bis die Schale aufplatzt. Mit dem rauchigen Obst lässt sich ein grüner Salat gut kombinieren. Natürlich kann man auch vegane Burger aus schwarzen Bohnen, Bratlinge oder Gemüseburger dazu auf den Grill legen. Ein ganz besonderes Highlight ist das BBQ-Steak aus Seitan. Das schmeckt fast wie echtes Fleisch.

- Im Internet gibt es viele leckere Rezepte für vegane Fleischalternativen auf dem Grill. Davon kann sich jeder inspirieren lassen.

Familienfeste an Ostern, Weihnachten und Co.

An bestimmten Tagen im Jahr kommt die Familie zusammen. Das ist an Geburtstagen, Hochzeiten, Weihnachten und Ostern der Fall. Doch was soll man kochen, wenn man Veganer ist? Als Gastgeber kommt man bei dieser Frage schnell ins Schwitzen. Aber keine Sorge. Zuerst sollte den nicht veganen Familienmitgliedern klargemacht werden, dass es vor allem auf das Zusammensein ankommt, egal, ob das Festtagsmenü vegan ist oder nicht. Klar, Würstchen mit Kartoffelsalat, Schweine- oder Rinderbraten oder Gans sind verboten. Nicht aber die Beilagen: Auf Klöße und Rotkohl muss nämlich niemand verzichten. Und wenn unbedingt ein Braten gewünscht ist, warum dann nicht einmal einen veganen Nussbraten ausprobieren? Der schmeckt zu Knödeln und Pilzsoße hervorragend und macht zudem satt. Wenn es Würstchen mit Kartoffelsalat sein sollen, so kann man an den Festtagen auf die pflanzliche Fleischalternative zurückgreifen. Sojawürstchen schmecken nämlich auch lecker mit Senf und Kartoffelsalat. Auch mal ausprobiert werden sollte veganes Gulasch mit Klößen oder veganes Chili (sin) Carne. Viele der Festspeisen lassen sich ein paar Stunden vorher in Ruhe zubereiten, sodass beim Kochen kein Stress aufkommt.

Beispiel für ein veganes Festessen:

- Vorspeise: Veganer italienischer Brotsalat oder Baguette mit Gemüse und Brotaufstrichen
- Hauptspeise: Veganer Linsenbraten/Nussbraten mit veganem Kartoffelgratin
- Nachtisch: Vegane Mandelecken oder veganes Tiramisu

Bei Partys kommen vegane Kuchenvariationen (eigentlich lässt sich jeder Kuchen in einer veganen Version zubereiten), pflanzliche Dips und veganes Fingerfood wie Falafel oder gefüllte Sommerröllchen gut an. Auch leckere bunte und fruchtige Salate werden die meisten Gäste zufriedenstellen. Gleiches gilt für die klassischen Eintöpfe und Suppen, die ebenfalls allesamt in einer veganen Variante gekocht werden können.

Protein-Empfehlungen und Eiweißverzicht: Stellt das ein Problem dar?

Immer wieder ist davon zu hören, dass Veganer, die sich rein pflanzlich ernähren, nicht die richtigen Proteine erhalten. Denn sie verzichten unter anderem auf Eiweiß und andere tierische Proteine. Viele vegan lebende Menschen machen sich Sorgen, ob es wirklich sinnvoll ist, komplett auf Eier zu verzichten.

Doch keine Bange, viele wissenschaftlichen Studien haben diesen Fakt untersucht. Sie alle kommen zu dem Schluss, dass eine rein pflanzliche Proteinaufnahme keine negativen Auswirkungen auf die Gesundheit hat. In einer im Jahr 1994 veröffentlichten Facharbeit von Dr. Vernon Young und Dr. Peter Pellett bestätigten die Wissenschaftler, dass eine pflanzliche Proteinabdeckung kein Problem darstellt. Wenn die vegane

Ernährung ausgewogen ist, kommt es zu keiner Unterversorgung. Auch wiesen die Wissenschaftler in ihrer Arbeit darauf hin, dass die Rolle der pflanzlichen Proteine noch immer unterschätzt wird. Kritiker, die behaupten, tierische Lebensmittel seien die besseren Proteinlieferanten, vergessen nämlich, dass diese Lebensmittel nicht nur Proteine, sondern auch Fette und andere wichtige Stoffe wie Lysin enthalten. Sprich, ein Lebensmittel ist immer ein Nährstoffpaket. Und was die Nährstoffdichte angeht, übertreffen die pflanzlichen Lebensmittel in der Regel die tierischen Produkte.

Vergleicht man zum Beispiel Eier mit Linsen, so zeigt sich, dass beide Lebensmittel in etwa den gleichen Proteingehalt aufweisen. Ein Ei enthält etwa 33 Prozent Protein und 63 Prozent Fett. Der Rest besteht aus Kohlenhydraten. Bei Linsen liegt der Proteingehalt bei rund 29 Prozent. 50 Prozent bestehen aus Kohlenhydraten, etwa 20 Prozent aus Ballaststoffen. Der kleine Rest ist Fett. Wie man sieht, unterscheidet sich der Proteingehalt von Eiern und Linsen kaum. Da Linsen zudem weniger Kalorien und Fett haben, kann man mehr von ihnen essen, als das bei Eiern der Fall ist.

- Tierische Proteinlieferanten haben keine Ballaststoffe, deshalb ist ihr Kaloriengehalt dichter konzentriert.
- Wenn ein Proteinmangel bei Veganern vorhanden ist, dann, weil sie einen Kalorienmangel haben, sprich zu wenig Kalorien zu sich nehmen.

Wichtig ist also, dass Veganer den täglichen Proteinbedarf einhalten, um einen Proteinmangel zu verhindern. Dafür gibt es im Internet zahlreiche kostenlose Nährwertrechner, die dabei helfen, den Bedarf zu berechnen. Mit einer ausgewogenen, vollwertigen pflanzlichen Ernährung, die Obst, Gemüse, Hülsenfrüchte, Vollkorngetreide, Nüsse und Samen enthält, sollte die Proteinversorgung optimal klappen. Ein besonderes Augenmerk sollte dabei auf den Hülsenfrüchten (wie eben im Eier-Linsen-Vergleich gesehen) liegen, denn sie haben einen relativ hohen Gehalt an Lysin. Das ist ein sehr wichtiger Proteinbaustein in Form einer essenziellen Aminosäure und für viele Prozesse im Körper wichtig. Unter anderem baut es Muskelproteine, Hormone und Enzyme auf. Auch fördert es die Wundheilung und optimiert die Kalzium- und Eisenaufnahme. Darüber hinaus schützt Lysin vor Haarausfall.

- Die WHO gibt an, dass rund 30 Milligramm Lysin pro Kilogramm Körpergewicht zu sich genommen werden sollten. Der meiste Lysingehalt in Proteinen findet sich in Nüssen und Hülsenfrüchten. Da Nüsse extrem viele Kalorien haben, sollten vor allem Hülsenfrüchte als Proteinlieferanten gegessen werden.

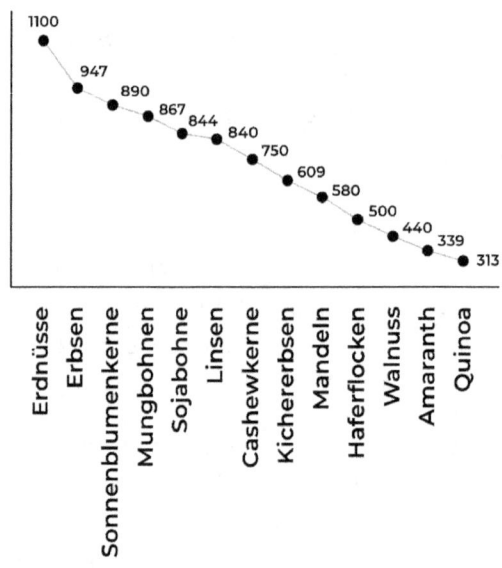

Abbildung 5: Lysingehalt von Nüssen und Hülsenfrüchten

Die Grafik verdeutlicht noch einmal den hohen Lysingehalt von Nüssen und Hülsenfrüchten. Auch in einigen Vollkorngetreiden steckt relativ viel Lysin. Um eine möglichst optimale Proteinversorgung mit ausreichend essenziellen Aminosäuren zu erreichen, bietet es sich an, verschiedene pflanzliche Proteinquellen miteinander zu kombinieren.

- Fast jedes Gericht lässt sich zur Proteinquelle umwandeln. Wer ein paar geröstete Kichererbsen oder Sonnenblumenkerne in den Salat gibt, Tempeh oder Tofu zur Gemüsepfanne packt, Linsenpasta oder Vollkornpasta auswählt und Sojaflocken zu veganer Bolognese verarbeitet, kommt leicht auf die täglich empfohlene Zufuhrmenge an Proteinen.

Veganer müssen also nicht den ganzen Tag nur Proteine essen. Obst und Gemüse und andere pflanzliche Lebensmittel dürfen und sollen, wie bereits mehrfach erwähnt, ebenfalls in den Speiseplan integriert werden.

- Proteine in verarbeiteten Lebensmitteln wie zum Beispiel Tofu hängen von der Herstellung ab. Hier sollte ein Blick auf die Verpackung geworfen werden, bevor das Produkt gekauft wird.

Die Zufuhrempfehlung an Proteinen liegt laut der DGE bei 0,8 Gramm pro Kilogramm Körpergewicht. Vegan lebenden Menschen wird geraten, die Proteinzufuhr um zehn Prozent zu erhöhen, sprich auf 0,9 Gramm pro Kilogramm Körpergewicht. Das ist mit einer rein pflanzlichen Ernährung problemlos erreichbar, und zwar in jeder Lebensphase.

Des Weiteren sollte jetzt klar sein, dass die Wertigkeit von pflanzlichem Protein aufgrund des übermäßigen Gehalts an essenziellen Aminosäuren wie Lysin viel höher ist, als viele glauben. Tierisches Protein wie Eiweiß kann da nicht mithalten. Auch ist der Proteingehalt bei tierischen Lebensmitteln nicht unbedingt besser als bei Hülsenfrüchten oder Nüssen. Fisch enthält oft sogar weniger Proteine. Eine gute Proteinversorgung ist also rein pflanzlich möglich. Und der Verzicht auf Eiweiß stellt ebenfalls kein Problem dar.

Schritt 6: Sich durch Schwierigkeiten nicht abbringen lassen

Wer die vegane Ernährung startet, wird sicher mit den einen oder anderen Schwierigkeiten konfrontiert. Ein Umstieg auf eine rein pflanzliche Ernährung fällt vielen schwer, da sie strikt auf Fleisch, Milch, Käse, Eier und Fisch verzichten müssen. Deshalb ist die Umstellung mit einem längeren Eingewöhnungsprozess verbunden. Dass einige dann vorübergehend in ein altes Verhaltensmuster zurückfallen, ist verständlich. Auch bringt der Umstieg womöglich Kritik und Gegenwehr aus der Familie oder dem engeren Umfeld mit sich. Generell sollte man sich nicht verrückt machen. Denn niemand ist perfekt. Fehler zu machen gehört dazu. Schließlich stellt die Umstellung auf vegan nun einmal eine große Veränderung dar. Wer sich für die pflanzliche Ernährung entscheidet, sollte sich also nicht von aufkommenden Schwierigkeiten abbringen lassen. Schließlich muss man ein veganes Leben erst lernen und wissen, wie und mit welchen pflanzlichen Lebensmitteln sich nährstoff- und abwechslungsreich ernährt werden kann. Mangelerscheinungen sind dennoch nicht immer zu vermeiden. Und wer sich zu einseitig ernährt, kann auch bei einer pflanzlichen Ernährung gesundheitliche Probleme bekommen beziehungsweise nicht richtig von den Vorteilen profitieren. Im Folgenden wird kurz auf die am häufigsten vorkommenden Punkte eingegangen, die Veganern Schwierigkeiten bereiten können.

Auch werden mögliche Nachteile der pflanzlichen Ernährung kurz genannt, sodass diese bekannt sind und vermieden werden können.

Mögliche Nachteile der veganen Ernährung

Grundsätzlich gilt, dass bei einer vollwertigen veganen Ernährung kaum Risiken entstehen. Vorausgesetzt, die Ernährung wird mit Vitamin B12 supplementiert. Dazu aber gleich mehr. Ansonsten bestehen eigentlich keine Nachteile. Das gilt für alle Altersgruppen. Allerdings wissen nicht alle Veganer, wie sie sich vollwertig ernähren können, sodass sie neben einem Vitamin-B12-Mangel auch andere Mangelerscheinungen haben können. Das ist aber kein Nachteil an sich, sondern hat mit einem Fehlverhalten der Betroffenen zu tun.

Vegane Neulinge sollten sich aus diesem Grund am besten einer professionellen Ernährungsberatung unterziehen oder sich Hilfe bei Experten, Vereinen und Verbänden, aber auch Freunden, die bereits vegan leben, holen. Sonst laufen sie bereits am Anfang der Ernährungsumstellung Gefahr, an einer Unterversorgung kritischer Nährstoffe zu leiden. Ansonsten sind vegan lebende Menschen aber besser versorgt als Mischköstler. Da sie nur pflanzliche Lebensmittel essen, profitieren sie von zahlreichen Ballaststoffen, sekundären Pflanzenstoffen, Vitamin C, Vitamin K, Beta-Carotin, Folat, Kalium, Magnesium sowie einigen B-Vitaminen. Die sogenannten kritischen Nährstoffe, die auch bei Mischköstlern oft zur kurz kommen, sind Eisen, Zink, Kalzium, Jod, Omega-3-Fettsäuren und Vitamin D. Sie lassen sich aber mit der pflanzlichen Ernährung abdecken.

Das eben genannte Vitamin B12 (steckt fast nur in tierischen Produkten) wird von Veganern nicht ausreichend aufgenommen. Wer sich pflanzlich ernährt und die Vitamin-B12-Versorgung vergisst, riskiert auf lange Sicht schwere Gesundheitsstörungen. So kann es zu Problemen bei der Blutbildung und zu Störungen des

Zentralnervensystems kommen. Deshalb muss Vitamin B12 bei veganer Ernährung konsequent durch Supplemente sichergestellt werden. Zudem sollten vegan lebende Menschen einmal im Jahr ihre Blutwerte überprüfen lassen. Das ist das einzige Risiko, das Veganer bedenken müssen.

Was die vegane Ernährung für Schwangere und Stillende angeht, so haben diese einen höheren Nährstoffbedarf. Das bedeutet aber nicht, dass sie sich nicht weiterhin vegan ernähren können. Sie sollten nur sehr genau auf eine umfassende Nährstoffaufnahme achten. Völlig unangebracht ist der Vorwurf, dass Kinder, die sich vegan ernähren, leiden, und die Eltern dadurch Körperverletzung oder sogar Missbrauch begehen. Eine rein pflanzliche Kost ist nicht ungesund, auch nicht für Kinder. Schon gar nicht ist die vegane Lebensweise unethisch oder unökologisch. Das Gegenteil ist eher der Fall. Ob das Zweifler die Vorteile einer pflanzlichen Ernährung erkennen lässt, ist fraglich. Aber wirklich stichhaltige, negative Argumente können sie nicht vorweisen. Die größte Gefahr für den Veganismus ist deshalb gefährliches Halbwissen, das von Kritikern verbreitet wird und viele vegan lebende Menschen verunsichert.

Das einzige wirkliche Risiko, das Veganer unter Umständen eingehen, ist eine Mangelerscheinung. Aber nur, wenn die pflanzliche Kost nicht richtig zusammengestellt wird.

Thema Nährstoffe: Welche Nahrungsergänzungsmittel sind sinnvoll?

Die von Ernährungsgesellschaften empfohlene Nährstoffversorgung dient der Prävention von Erkrankungen und einem gesunden Leben. Wie das Buch bisher gezeigt hat, kann eine gut zusammengestellte vegane, vollwertige Ernährung die Empfehlungen erfüllen. Lediglich eine zusätzliche Versorgung mit Vitamin B12 muss sichergestellt werden. Hier ergibt ein Nahrungsergänzungsmittel Sinn.

Was andere Vitamine angeht, so ist die Vitaminversorgung bei Veganern oftmals besser als bei Mischköstlern. Durch pflanzliche Ernährung werden generell mehr Vitamine, besonders aber vermehrt Vitamin C und Vitamin E sowie Vitamin B1 aufgenommen. Vitamin B2 lässt sich durch grünes Gemüse abdecken. Neben Vitamin B12 kann es lediglich zu einem Mangel an Vitamin D kommen. Doch ein Vitamin-D-Mangel kommt auch bei Mischköstlern vor und hat damit zu tun, dass man zu wenig an der Sonne ist.

Im Folgenden wird die Nährstoffversorgung durch Vitamine nochmals detailliert dargestellt:

- Vitamin A: In der Regel sind Veganer mit Vitamin A beziehungsweise Beta-Carotin gut versorgt. Fast jedes Gemüse, allen voran Karotten, Spinat, Paprika und Grünkohl, beinhaltet Vitamin A. Die Carotinwerte von Veganern sind deshalb deutlich besser als die von Mischköstlern. Die Aufnahme von Carotin kann durch Erhitzen des Gemüses bis um ein Fünffaches gesteigert werden.
- Vitamin D: Die Vitamin-D-Zufuhr ist nicht immer gewährleistet. Dies trifft für die Mehrheit der Bevölkerung zu, unabhängig von der Ernährungsweise. Trotzdem sind Mangelerscheinungen bei Veganern eher seltener, denn einige Pilze und auch Avocados enthalten in kleinen Mengen Vitamin D. Einer Supplementierung wird nur geraten, wenn ein Mangel aufgrund von zu wenig Sonnenlicht (im Winter) festgestellt wurde.
- Vitamin E, auch als Tocopherole bekannt, kommt in fast allen Lebensmitteln vor. Besonders viel Vitamin E steckt in Pflanzenölen sowie in Lebensmitteln, die ungesättigte Fettsäuren enthalten. Bei veganer Ernährung entspricht die Vitamin-E-Versorgung den Empfehlungen.
- Vitamin K lässt sich durch den Verzehr von grünem Gemüse gewährleisten. Dieses Vitamin kommt sehr häufig vor. Eine Unterversorgung ist so gut wie nicht möglich.

- Vitamin B1: Viele Menschen erreichen nicht die empfohlene Menge an Vitamin B1. Das liegt daran, dass sich viele von Vollkornprodukten abgewendet haben. Dabei stecken in allen Vollkornprodukten große Vitamin-K-Mengen.
- Vitamin B2: Bei Veganern ist die Zufuhr an Vitamin B2 normalerweise ausreichend. Vitamin B2 kommt unter anderem in Vollkorn, Grünkohl und Brokkoli vor.
- Vitamin B6: Trotz zahlreicher Berichte einer angeblichen Unterversorgung mit Vitamin B6 bei Veganern und Vegetariern tritt eine Mangelerscheinung an Vitamin B6 bei kaum einem Pflanzenköstler auf. Die empfohlene Zufuhrmenge wird in der pflanzlichen Ernährung problemlos erreicht. Unter anderem findet sich Vitamin B6 in Getreideprodukten, Kartoffeln, Hülsenfrüchten, grünen Bohnen, Erbsen, Linsen, Kohlgemüse, Spinat, Feldsalat oder Tomaten.
- Vitamin B12 ist eigentlich nur in tierischen Produkten enthalten. Bei veganer Kost kann keine ausreichende Versorgung ohne Supplementierung gewährleistet werden. Auch nicht mit milchsauren Lebensmitteln und bestimmten Algen! Sie reichen für die Vitamin-B12-Versorgung nicht aus. Der menschliche Organismus kann zwar Vitamin B12 viele Monate lang speichern, bis ein Mangel auftritt, doch darauf sollte es niemand ankommen lassen. Neben Nahrungsergänzungsmitteln gibt es übrigens auch Zahncreme, die Vitamin B12 enthält.
- Folat: Die Folatversorgung gilt generell als kritisch, nicht nur bei Veganern. Durch den hohen Verzehr von Gemüse und vor allem Blattgemüse sowie rohem Obst dürfte die Versorgung mit Folat bei Veganern gedeckt sein.
- Niacin, Biotin und Pantothensäure kommen in fast allen Nahrungsmitteln vor. Hier kommt es weder zu Problemen noch zu einer Unterversorgung.
- Vitamin C steckt in so gut wie jedem Gemüse und Obst. Der bei Veganern übliche Verzehr von Gemüse und Obst

gewährleistet problemlos eine Versorgung von Vitamin C. Das wirkt sich wiederum positiv auf die Aufnahme von Eisen auf. Zumal das ausschließlich aus pflanzlichen Lebensmitteln stammende Eisen durch viel Vitamin C deutlich erhöht werden kann.

Bei Veganern ist die Zufuhr von Mengen- und Spurenelementen ebenfalls günstig zu bewerten. Einzige Schwachpunkte können eine ausreichende Versorgung mit Kalzium, Eisen, Zink und Jod sein. Hier kann es vorübergehend oder auch langfristig sinnvoll sein, diese mit Nahrungsergänzungsmitteln zu supplementieren.

- Kalzium gilt als kritischer Nährstoff. Veganer nehmen oft zu wenig davon auf. Sie können den Mangel durch oxalatarme Kohlarten wie Pak Choi oder Grünkohl ausgleichen. Dieses Gemüse enthält viel Kalzium. Auch in Nüssen, Mandeln und Hülsenfrüchten steckt der Mineralstoff. Mineralwasser mit Kalzium ist ebenfalls geeignet. Auf Nahrungsergänzungsmittel mit Kalzium sollte aber, wenn möglich, verzichtet werden, da diese die Zink- und Eisenaufnahme reduzieren.
- Magnesium kommt in allen grünen Pflanzen sowie in Vollkornprodukten vor. Veganer nehmen deshalb oft mehr Magnesium zu sich als Mischköstler.
- Eisen gilt als kritischer Nährstoff. Bei einigen Veganern wird Eisen zum Teil zu wenig aufgenommen, weil die Ernährung nicht ausgewogen genug ist. Zwar ist bekannt, das Eisen aus tierischen Lebensmitteln oft besser resorbiert wird. Dennoch haben Veganer im Durchschnitt mit einer vollwertigen Ernährung keinen Eisenmangel. Eisen steckt unter anderem in Vollgetreide, Blattgemüse und angereicherten Lebensmitteln. Der Unterschied ist, dass der Eisenspeicher bei Veganern geringer ist. Dieser schützt vor Herzerkrankungen und Krebs. Bei schwangeren Veganerinnen und vegan lebenden Frauen kann die Eisenversorgung zu gering sein. Eine Supplementierung

ist während der Menstruation und bei einem Mangel sinnvoll.
- Zink gilt ebenfalls als kritischer Nährstoff. Besonders Frauen, Kinder und Jugendliche nehmen oft nicht genug Zink über die Nahrung zu sich. Zinkhaltige Lebensmittel sind unter anderem Nüsse, Linsen, Vollkornprodukte und Kürbiskerne. Da pflanzliches Zink nicht so gut wirkt, wird eine erhöhte Zinkzufuhr empfohlen. Zu einer Supplementierung wird deshalb geraten.
- Jod: Jodmangel kommt in der Gesamtbevölkerung vor und hat nicht viel mit der Ernährungsweise zu tun. Wichtig ist der Konsum von jodiertem Speisesalz.

Kosten veganer Ernährung

Im Gegensatz zur landläufigen Meinung ist vegane Ernährung nicht teuer. Sicher, vor rund zehn Jahren war die Auswahl an veganen und biologischen Produkten längst nicht so umfangreich wie heute. Doch das hat sich mittlerweile geändert. Gegenwärtig bieten selbst Discounter günstige vegane Produkte an. Wer beim Kochen natürlich auf ganz spezielle Produkte wie zum Beispiel auf Mandelmehl zurückgreift oder oft exotische Zutaten auswählt, der muss zum Teil etwas mehr bezahlen. Es handelt sich hier um spezielle Lebensmittel, die eine vegane Küche bereichern, aber nicht für eine vegane Vollwertkost notwendig sind. Deshalb noch einmal: Vegane Kost ist nicht teuer. Das ist ein Irrtum. Veganismus kann sich jeder leisten, wenn die richtigen Orte für den Einkauf ausgewählt und ein paar Tipps beachtet werden.

Biogemüse und Bioobst zum Beispiel kann, muss aber nicht teurer sein. Anstatt dieses im teuren Bioladen einzukaufen, sollte es entweder frisch und regional beim Bauern um die Ecke, auf dem Wochenmarkt, per Gemüsekiste oder beim Discounter erworben werden. So spart man Geld. Kleine Bioläden sind in der Regel teurer, weil sie die Produkte oft in kleinen Mengen von kleinen Herstellern beziehen, die biologisch und fair hergestellt werden. Es ist natürlich sinnvoll, diese Marken und Märkte zu unterstützen, aber wer sich das nicht leisten kann, bekommt qualitativ hochwertige Lebensmittel eben auch an anderen Orten. Neben den genannten Möglichkeiten kann man sich zudem Projekten wie „Die Essenretter" oder Food-Kooperationen anschließen, die Preisvorteile erzielen und dabei helfen, die Lebensmittelverschwendung zu reduzieren. Zum Teil sind die Lebensmittel sogar kostenlos erhältlich. Bei Mundraub.org sind deutschlandweit öffentliche Fundstellen für Obst, Kräuter, Gemüse und Pilze verzeichnet, die man selbst pflücken und kostenlos sammeln darf.

Tipps für günstiges Einkaufen:

Grundnahrungsmittel sind immer besser und günstiger als teure Fertigprodukte oder Ersatzprodukte. Klar gibt es in Discountern kostengünstige Fleischalternativen, auf die auch zurückgegriffen werden kann, ohne viel Geld auszugeben. Generell kosten diese Fertigprodukte aber mehr, als wenn man das Gericht selbst kochen würde. Des Weiteren können alle Basislebensmittel wie Reis, Linsen, Bohnen, Nudeln, Couscous und so weiter ebenfalls im Discounter zu einem geringen Preis gekauft werden. Es muss, wie erwähnt, nicht nur der Bioladen sein. Auch in Asia-Läden oder türkischen Supermärkten finden sich viele pflanzliche Lebensmittel und das zu einem sehr günstigen Preis. Dort gibt es vor allem Hülsenfrüchte und zahlreiche Sojaprodukte sowie leckere Trockenfrüchte und großartige Gewürze. Auch Gemüse und Obst sind dort oft günstiger als im normalen Supermarkt. Ein weiterer Tipp ist, viele Produkte selbst herzustellen. Hafermehl zum Beispiel, das sehr teuer ist, lässt sich mit im Mixer zerkleinerten Haferflocken günstig selbst herstellen. Ähnliches gilt auch für Pflanzendrinks, Brotaufstriche, Dressings, veganen Käse und Soßen. Sie müssen nicht fix und fertig gekauft werden, sondern können alle zu Hause zubereitet werden. Die Geldersparnis ist zum Teil enorm.

- Es lohnt sich, Nahrungsmittel, die oft gegessen werden und lange haltbar sind, in großen Mengen zu kaufen. Großpackungen sind günstiger als kleinere Packungen.
- Ein Blick in Supermarktprospekte hilft, Produkte zum Aktionspreis ausfindig zu machen.
- Regionale und saisonale Lebensmittel sind immer günstiger.
- Konserven und Tiefkühlprodukte sind ebenfalls preiswert.
- Ob auf dem Balkon, im Garten oder auf der Fensterbank: Gemüse, Salat und Kräuter können selbst angepflanzt werden. Günstiger und gesünder geht es kaum.
- Alternative und Spezialprodukte wie vegane Fleischalternativen und Superfoods sind meistens teuer und nicht notwendig.

Schritt 7: Langfristig vegan leben

Wer sich für eine Ernährungsumstellung auf vegan entschieden hat und damit langfristig leben will, wird sich im Laufe der Zeit auch mit einer veganen Lebensweise in anderen Bereichen beschäftigen. Das bedeutet, mehr Verantwortung für den eigenen Lebensstil zu übernehmen und sich für Nachhaltigkeit, Tier- und Umweltschutz einzusetzen. Dazu zählt auch das Tragen von biologischer und veganer Kleidung, der Verzicht auf Leder, die Nutzung von Naturkosmetika ohne Mikroplastik und Palmöl, der Konsum von möglichst tierfreien Medikamenten und vieles mehr. Eine langfristige vegane Lebensweise bietet zudem die Möglichkeit für viel Kreativität und Erfinderreichtum. Sowohl in der Küche als auch außerhalb davon.

Kreative Ideen für die vegane Küche

Nach dem Motto „Do it yourself" werden in diesem Unterkapitel ein paar Kreativideen vorgestellt, die praktisch sind und Geld sparen. Denn statt Fertigprodukte zu kaufen, lassen sich viele leckere Gerichte, Aufstriche und Drinks selbst zubereiten. Dies zeigt, wie vielfältig die vegane Küche ist. Alles, was man dafür braucht, sind gute Messer, eine Küchenreibe, einen Pürierstab, einen Mixer, eine Getreide- oder Gewürzmühle und einen guten Schäler. Sie sind die besten Helfer für alle veganen Köche und außerdem unverzichtbar. Ein buntes Gewürzregal sollte ebenfalls vorhanden sein. Wer als Veganer auf Honig verzichten möchte, kann stattdessen zum Süßen auf Agavendicksaft, Ahornsirup, braunen Zucker,

Birnendicksaft, Traubensüße oder andere pflanzliche Süßungsmittel zurückgreifen.

Jetzt aber zu den Tipps für frische Speisen und Lebensmittel, die ganz einfach selbst herzustellen sind und alle Fertigprodukte alt aussehen lassen!

Vegane Bolognesesoße: Spaghetti Bolognese gehört zu den Lieblingsgerichten vieler Familien. Doch wer vegan lebt, muss leider darauf verzichten. Falsch! Es gibt eine leckere Alternative, die genauso gut schmeckt. Die vegane Bolognese mit Gemüse und Sojagranulat lässt glatt vergessen, dass es keine „echte" Bolognese ist. Zwar gibt es die vegane Pastasoße im Supermarkt, doch enthält diese viele Inhaltsstoffe und schmeckt auch nicht so wie das „Heimrezept". Im Grunde genommen, kann die Bolognese so zubereitet werden wie immer, mit allen Gewürzen, Tomaten, Knoblauch und Zwiebeln. Nur das Hack ist eben kein Fleisch, sondern zuvor in Wasser eingelegtes Sojagranulat. Das lässt sich, sobald es eingeweicht ist, (15–20 Minuten reichen aus) genauso verarbeiten wie Hackfleisch. Dafür wird es mit gewürfelten Zwiebeln, Knoblauch und Öl in einer Pfanne angebraten und mit einem Schuss Wasser oder Brühe aufgegossen. Danach können die Tomaten dazugegeben werden. Im Anschluss mit Salz, Pfeffer und Kräutern verfeinern, und fertig ist die leckere Bolognese à la vegan.

Veganer Pastakäse: Passend zur Bolognesesoße lässt sich im Handumdrehen ein leckerer veganer Pastakäse zubereiten. Denn Parmesan gehört natürlich zu einem Pastagericht dazu. Die vegane Version lässt sich ebenfalls im Supermarkt kaufen, doch ist diese ziemlich teuer. Da ist eine eigene Kreation sinnvoller und sorgt zudem in der Familie für Staunen: Die Basis bilden Cashewkerne, Hefeflocken und Salz. Einfach alles in einen Mixer geben (Cashewkerne lassen sich leichter mixen, wenn sie vorher eingeweicht wurden) und je nach Geschmack ein paar Nüsse, Sesam oder Zitronensaft dazugeben. Das Wichtigste ist, nur ganz kurz und langsam zu mixen, damit möglichst wenig Fett aus den Cashewkernen austritt.

Pesto: Anstelle einer veganen Bolognesesoße lässt sich auch Pesto selbst zubereiten, und zwar auch in großen Mengen. Im Anschluss kann es in Gläsern aufbewahrt werden. Die Zubereitung dauert ein klein bisschen länger, aber es lohnt sich. Der frische Geschmack wird jeden in der Familie begeistern. Zudem ist selbstgemachtes Pesto ein schönes Geschenk und lässt sich in unzähligen Versionen herstellen. Zu den Grundzutaten gehören Pinienkerne, frische Kräuter und Parmesankäse in der veganen Version. Was die Kräuter angeht, kann es das klassische Basilikumpesto sein. Lecker sind aber auch Rucola-, Wildkräuter- oder Bärlauchpesto. Der Kreativität sind hier keine Grenzen gesetzt. Selbst Salbei, Lavendel, Algen, getrocknete Tomaten, Pilze oder Kürbis machen sich im Pesto hervorragend. Wer wegen des Preises auf Pinienkerne (leider teurer) verzichten will, kann diese durch andere Kerne oder Nüsse ersetzen. Auch hier darf jede Nuss einmal ausprobiert werden. Wichtig ist nur, die Nüsse oder Kerne kurz in der Pfanne anzurösten, damit das Aroma richtig zum Vorschein kommt. Danach lassen sie sich zusammen mit den anderen Zutaten und viel Öl (Olivenöl) fein pürieren. Tipp: Wer gerade keinen veganen Käse hat, kann Hefeflocken untermischen. Sie verleihen dem Pesto einen Käsegeschmack.

Hummus ist ein idealer Partydip, lässt sich aber auch als Brotaufstrich, Beilage oder Vorspeise verwenden. Die Zubereitung ist einfach und viel schmackhafter und gesünder, als wenn der Hummus im Supermarkt gekauft wird. Auch geht es superschnell. Alles was man braucht, sind Kichererbsen, Sesampaste, Kreuzkümmel, Salz, Pfeffer, Zitronensaft und etwas Öl. Wer es scharf haben will, kann noch Knoblauch und Chili dazugeben. Die Zutaten werden alle zusammen im Mixer oder mit dem Pürierstab zu einer Creme verarbeitet, und fertig ist das Hummus.

Aufstriche: Morgens oder abends auf dem Brot – die Aufstriche, die es im Supermarkt gibt, sind zwar lecker, aber auch hier schmeckt ein selbstgemachter am besten. Die Auswahl an Gemüse und Kräutern für die Zubereitung ist endlos. Daher lohnt es sich, auch mal ungewöhnliche Kombinationen auszuprobieren. Alles, was benötigt wird, sind verschiedenes Gemüse, Sonnenblumenkerne oder andere Nüsse und Gewürze. Zuerst muss das Gemüse angebraten oder besser noch eingekocht werden. Im Anschluss würzen und dann zusammen mit den Kernen pürieren. Wer einen besonders cremigen Brotaufstrich will, kann die Kerne getrennt pürieren (mit ein bisschen Wasser) und danach zu der Mischung geben.

Pflanzliche Milchdrinks aus Nüssen oder Hafer: Auch hier muss nicht die pflanzliche Milch aus dem Supermarkt gekauft werden. Sie kann selbst hergestellt werden. Besonders einfach lässt sich Nussmilch, bspw. aus Mandeln oder Cashewkernen, herstellen. Dafür braucht man allerdings einen leistungsstarken Mixer. Der Pürierstab versagt meistens. Zuerst gilt es, die Nüsse oder den Hafer einzuweichen. Auf einen Liter Wasser kommen etwa 150 bis 200 Gramm Nüsse oder Hafer. Ideal ist es, diese über Nacht einweichen zu lassen. Dann diese kurz abspülen und mit Wasser in den Mixer geben. Wer ein bisschen Süße in der Milch haben möchte, kann diese mit Datteln, Sirup oder etwas Zucker verfeinern. Wichtig ist, die Mischung gut durchzumixen und im Anschluss zu filtern. Die fertige Pflanzenmilch lässt sich problemlos im Kühlschrank aufbewahren. Die Nussreste, die beim Filtern übrigbleiben, können zum Backen verwendet werden.

Seitan-Aufschnitt kann im Handumdrehen selbst hergestellt werden. Das ist auch für Menschen mit Unverträglichkeiten sinnvoll, denn die Aufschnitte aus dem Supermarkt sind oft mit Zusatzstoffen versehen, einige davon enthalten sogar Ei oder Milcheiweiß. Für die Herstellung wird Seitan-Fix benötigt. Zudem Gewürze wie Paprika, Chili, Salz, Pfeffer und Zwiebeln. Auch andere Zutaten wie Kräuter oder Senf können dazugegeben werden. Die Zutaten zuerst mit dem Seitan-Fix und Wasser vermischen (auf der Packung des Seitan-Fix steht die Mengenangabe). Die fertige Masse (ähnlich wie ein Teig) wird dann in Alufolie zu einer Wurst eingewickelt und im Ofen bei mittlerer Temperatur gebacken. Fertig ist der Aufschnitt.

Veganes Eis schmeckt unglaublich lecker und ist überhaupt nicht kompliziert herzustellen. Und ganz ohne Eismaschine! Alles, was man dafür braucht, sind Bananen, gemischt mit anderen Früchten. Besonders lecker sind Beeren aller Art! Umso reifer die Früchte sind, desto cremiger wird das Eis. Die Früchte einfach klein schneiden und im Mixer zu einer Creme verarbeiten. Nun über Nacht einfrieren lassen und im Anschluss nochmals kurz durchmixen, bis eine Eiscreme entsteht. Wer will, kann noch ein paar Schokostücke untermischen oder einen Löffel Nussmus dazugeben. Fertig ist das leckere Eis.

Veganes Familienleben organisieren

Wie in jeder Familie ist auch in einer vegan lebenden Familie eine gute Organisation das A und O. Der Unterschied besteht allerdings in der Zubereitung der Gerichte. Denn da auf tierische Produkte verzichtet wird, ist eine ausgewogene und vollwertige pflanzliche Kost umso wichtiger. Schließlich soll niemand in der Familie an einer Mangelerscheinung leiden. Die nachfolgenden Tipps helfen bei der Organisation. Gleichzeitig sollen sie der Inspiration dienen.

Da oft wenig Zeit zum Einkaufen bleibt, ist es sinnvoll, auf Vorrat einzukaufen und bestimmte Grundnahrungsmittel wie Vollkornprodukte (Nudeln, Reis), Kartoffeln, Müsli, Nüsse, Pflanzenmilch, Samen, Marmelade, diverse Öle, Gewürze und Hülsenfrüchte wie Linsen ausreichend in der Speisekammer zu haben. Ebenfalls ist praktisch, sich einen kleinen Kräutergarten anzulegen. Erfahrungsgemäß spart es viel Arbeit, wenn bestimmte Gerichte und Nahrungsmittel bereits für die ganze Woche vorbereitet werden. Unter anderem spart man Zeit, wenn man ...

- **Salatsoße** für die ganze Woche vorbereitet. Sie lässt sich in einer Flasche im Kühlschrank aufbewahren.
- **Salate** wäscht und kleinschneidet und in einer verschließbaren Tupperschüssel im Kühlschrank aufbewahrt.
- **Gemüse** bereits putzt und verpackt kühl aufbewahrt.
- **Getreideprodukte** für das Mittagessen, die länger dauern wie Vollkornreis, Bulgur oder Quinoa, bereits während des Frühstücks kochen lässt, sodass sie mittags fertig sind. Auch können diese in großen Mengen vorgekocht und anschließend mehrere Tage im Kühlschrank aufbewahrt werden.
- **Hülsenfrüchte** bereits einen Abend zuvor einweichen lässt. Sie können dann am nächsten Vormittag vor sich hin köcheln.
- generell alle **Getreideprodukte, Reis, Kartoffeln und andere Grundnahrungsmittel** gleich für zwei oder drei Tage vorkocht und mit ihnen verschiedene Gerichte zubereitet.
- **Sonnenblumenkerne** und Co. im Voraus röstet und in einem Glas aufbewahrt. Sie lassen sich vielseitig verwenden.

Neben dem Vorkochen und Vorbereiten verschiedener Speisen ist es sinnvoll, einen Menüplan für die Woche zu erstellen. Das vereinfacht das Leben einer veganen Familie um ein Vielfaches und spart Geld und Zeit. So muss nicht zwischendurch noch etwas eingekauft werden, was vergessen wurde. Auch wird nichts eingekauft, was man nicht benötigt. Idealer Zeitpunkt für die Menüplanerstellung ist Freitag oder das Wochenende. Eingekauft wird dann samstags oder montags für die ganze Woche. Natürlich sollten bei der Menüplanung und dem Einkauf die Vorlieben der jeweiligen Familienmitglieder, besonders der Kinder, berücksichtigt werden. Auf dem Einkaufszettel dürfen deshalb auch gerne mal Zutaten für Süßspeisen wie vegane Pfannkuchen mit Apfelmus stehen.

Kinder wollen ab und zu auch mal „ungesunde" Naschsachen oder Pommes haben, die es bei anderen zu Hause gibt. Besonders, wenn sie älter werden. Diese Wünsche sollte man ihnen ab und zu erfüllen. Denn sie lassen sich auch vegan und gesund zubereiten (vegane Muffins, veganes Eis, Süßkartoffelpommes). Vielleicht kann man einen Tag/eine Uhrzeit in der Woche bestimmen, an dem der Nachwuchs etwas Naschen oder eine Limonade trinken darf. So werden Süßigkeiten und Co. außerdem zu etwas Besonderem, das geschätzt wird. Das gilt übrigens auch für Weißmehlprodukte. Irgendwann lernen Kinder Pizza, Brötchen, Nudeln, Toast, Burgerbrötchen und andere Weißmehllebensmittel durch andere Familien und Kinder (oder auch die Schule) kennen. Eltern müssen hier nicht immer nachgeben. Damit der Nachwuchs aber nicht enttäuscht ist, können sie den Kindern stattdessen leckere Alternativen anbieten wie den Lieblingsnachtisch. Zudem sollte dem Nachwuchs mit gutem Beispiel vorangegangen werden. Grundsätzlich essen die Kinder das, was auch beide Eltern essen. Denn sie sind die größten Vorbilder.

Fasten und vegane Ernährung

Wer sich nicht nur gesund und pflanzlich ernähren möchte, sondern gleichzeitig plant, Gewicht zu verlieren, kann sich für eine Kombination aus Fasten und veganer Ernährung entscheiden. Am besten eignet sich dafür das Intervallfasten oder vegane Fasten. Hier wird die Ernährung dem natürlichen Biorhythmus des Körpers angepasst. Die wohl am häufigsten gewählte Intervallfasten-Methode ist die 18:6-Methode. Hier wird 16 Stunden am Tag gefastet und in den restlichen acht Stunden darf gegessen werden. Zu welchen Uhrzeiten die Intervalle stattfinden, kann jeder selbst bestimmen. Am besten ist es aber, die 16-stündige Fastenzeit bereits am frühen Abend und über Nacht laufen zu lassen, sodass am nächsten Tag ein spätes Frühstück möglich ist. Ein Fastenprogramm mit veganer Ernährung eignet sich aber nicht nur für die Gewichtsabnahme. Es stellt eine ideale Hilfestellung für den Einstieg in die vegane Lebenswelt dar.

Ein 14-Tage-Fastenplan erleichtert den Einstieg in die vegane Ernährungswelt

Mit einem 14-tägigen Plan lernen Anfänger, ohne zu hungern, Schritt für Schritt, ihre Ernährung umzustellen. Der Vorteil ist, dass sich der Körper in der Fastenzeit in Ruhe an die neuen Lebensmittel gewöhnen kann und die Geschmacksnerven die Aromen der veganen Kost besser wahrnehmen. Gleichzeitig wird der Körper von Altlasten wie Fetten, Zucker und ungesunden Kohlenhydraten befreit. Im Anschluss an die 14-tägige Fastenzeit fällt es leichter, die vegane Ernährung fortzuführen. Ein passendes Fastenprogramm kann durch einen Ernährungsberater erstellt werden. Es gibt zudem viele Foren im Netz und spezielle Kochbücher für veganes Fasten, die bei der Zusammenstellung des Fastenplans helfen.

Grundsätzlich sollte bei den veganen Fastenrezepten darauf geachtet werden, dass sie basenbildende Zutaten enthalten, damit der Körper nicht übersäuert. Zu den basischen Lebensmitteln zählen unter anderem Rucola, Bananen, Kartoffeln, Karotten, Fenchel, Aprikosen, getrocknete Feigen und Rosinen. Sie helfen beim Abbau von Säuren im Körper, die auch als Schlacken bezeichnet werden und für Cellulite und Bluthochdruck verantwortlich sind. Sobald beim Fasten ungesunde Produkte wie Weißmehl und Zucker weggelassen werden, ist ein Wandel im Körper spürbar. Kopfschmerzen, Blähbauch, Nackenschmerzen, Energielosigkeit, Konzentrationsschwäche, all das verschwindet. Und die Fettdepots gehen ebenfalls weg.

Beim veganen Fasten ist es ratsam, wenn nicht mehr als 900 Kilokalorien pro Tag verzehrt werden. Diese lassen sich auf Frühstück, Mittagessen und Abendessen verteilen. Bei der Zubereitung der veganen Gerichte ist man frei (sofern basische Lebensmittel enthalten sind). Nach dem veganen Fastenprogramm sollte die Kalorienanzahl nicht gleich wieder auf Normalstand gehen. Es ist sinnvoll, diese langsam zu steigern und zuerst auf 1.200, dann auf 1.500 Kalorien täglich zu erhöhen. In dieser Zeit sollten vor allem viele Vollkornprodukte, Hülsenfrüchte, Suppen, Obst und Gemüse auf dem Speiseplan stehen.

Veganes Fasten und Intervallfasten mit veganer Ernährung eignet sich für:

- **Personen, die abnehmen wollen:** Schneller Gewichtsverlust ist in der Tat mit veganem Fasten machbar. Gleichzeitig wird der Körper gereinigt und gestärkt.
- **Personen, die ihre sportliche Leistung erhöhen wollen:** Intermittierendes Fasten steigert die Produktion von Wachstumshormonen und verbessert die Fitness um ein Vielfaches.
- **Personen, die in die vegane Ernährung einsteigen wollen:** Veganes Fasten hilft, sich an eine gesündere Ernährung zu gewöhnen und ein Bewusstsein dafür zu entwickeln.

Vegane Lebensweise – mehr als nur eine Ernährungsform

Wie bereits in den einleitenden Kapiteln zur veganen Ernährung geschrieben, bedeutet vegan zu leben, nicht nur auf Fleisch, Fisch, Milch und Eier zu verzichten. Die Prinzipien eines tierfreien Lebens werden auch auf andere Lebensbereiche ausgeweitet. Kleidung, Kosmetika, Alltagsgegenstände und Medizin werden vegan eingekauft, sprich ohne Tierprodukte und Tierversuche, aber auch frei von Pestiziden, Mikroplastik und anderen Schadstoffen. Es geht beim Veganismus um eine nachhaltige und ökologische Lebensweise. Dazu gehört auch das Konzept Zero Waste.

Versucht wird bei diesem Konzept, so gut wie keinen Müll mehr zu produzieren. Denn jeder kann dazu beitragen, die

Müllberge kleiner werden zu lassen. Das fängt bereits dabei an, dass man auf den Kauf von Plastikflaschen verzichtet und Wasser entweder aus der Leitung (mit einem Filter) trinkt oder sich einen Mineralwassermacher kauft und so nicht immer neue Flaschen einkaufen muss. Generell sollten Produkte im Glas immer Lebensmitteln, die in Plastik verpackt sind, vorgezogen werden. Gemüse und Obst sind in einigen Discountern oft in Plastik eingewickelt. Umweltfreundlicher ist Unverpacktes. Das kann unter anderem auf dem Wochenmarkt eingekauft werden. Zum Verstauen nimmt man sich ein paar Baumwolltaschen oder einen Karton mit. Für andere Lebensmittel gibt es, zumindest in großen Städten, sogenannte Unverpacktläden. Dort können Produkte ohne Packung gekauft werden. Das sind nur einige, leicht umzusetzende Beispiel für das Einsparen von Müll.

Veganer Lebensstil? Was beinhaltet er?

Was vegane Bekleidung und Schuhe betrifft, so bestehen diese weder aus Leder noch aus Wolle oder Filz. Diese Materialien sind tierischer Herkunft und sollten vermieden werden. Zudem sollte darauf geachtet werden, dass Materialien und Textilien nicht mit tierischen Klebstoffen zusammengesetzt wurden. Wer auf rein vegane Kleidung und Schuhe Wert legt, sollte nur Marken mit einem Vegan-Label kaufen. Die Auswahl ist mittlerweile groß. Das gilt auch für vegane Kosmetik und Naturkosmetik, die frei von chemischen Stoffen ist und nicht in Tierversuchen getestet wurde. Sicherheit beim Kauf von veganer Naturkosmetik bietet das Siegel der Veganblume. Wer tierische Inhaltsstoffe in Kosmetikprodukten vermeiden will, sollte sich die folgenden Inhaltsstoffe merken:

Um tierische Bestandteile handelt es sich bei:

- Kreatin (stammt aus Hufen und Hörnern)
- Lanolin (ist Wollwachs)
- Karmin (stammt von Schildläusen)

Der vegane Lebensstil lässt sich nicht nur auf Ernährung, Kleidung und Kosmetika ausweiten. Auch in zahlreichen Möbeln (Ledersofa), Kissen und Stoffen (aus Wolle) stecken tierische Produkte. Für viele Veganer kommt deshalb nur veganes Wohnen infrage. Natürlich ist es so gut wie unmöglich, komplett tierfrei zu wohnen. Denn sogar Holzmöbel sind in vielen Fällen nicht vegan. Zum Beispiel wird Holzleim aus tierischen Abfällen hergestellt. Auch in Wandfarben, Fotopapier, Büchern, Kerzen und vielem mehr finden sich tierische Bestandteile. Ein hundertprozentig veganer Lebensstil ist also noch nicht möglich. Aber man kann ihm nahekommen, indem man bewusst einkauft und bei neuen Möbeln darauf achtet, dass diese umweltfreundlich oder sogar vegan hergestellt wurden.

Neben der bewussten Entscheidung für vegane Produkte und Einrichtungsgegenstände umfasst der Veganismus die Nutzung von ökologischen Strom- und Gasanbietern. Darüber hinaus wird Nachhaltigkeit in anderen Bereichen ebenfalls zum Lebensmotto. Dazu gehört der Verzicht auf Flugreisen (oder zumindest eine Einschränkung von Flugreisen) und die Wahl, bei kürzeren Reisen, statt mit dem Auto, per Bahn oder Bus zu fahren.

> **Schon gewusst?** Einige vegan lebende Menschen übertragen die pflanzliche Ernährung auch auf ihre Vierbeiner. Sie verköstigen ihrem Hund oder ihrer Katze veganes Futter, also komplett frei von tierischen Inhalten. Das ist sogar gesund. In Futtermitteln sind oft Pestizide, Antibiotika oder Hormone enthalten, die bei den Haustieren Allergien, Krebs, Arthrose oder Diabetes auslösen können. Die Tierrechtsorganisation PETA führte bereits eine Studie zu veganer Tiernahrung durch (mit Fokus auf Hunde) und kam zu folgendem Schluss: Umso länger Hunde eine vegan-vegetarische Ernährung erhalten, desto gesünder sind sie. Zudem beugt eine pflanzliche Tierkost Infektionskrankheiten und Krebs vor. Allerdings kommen die Haustiere wie auch der Mensch dann nicht ohne Nahrungsergänzungsmittel aus. PETA rät, die Aminosäure L-Carnitin in Pulverform dem Futter beizumischen.

Wie man sieht, ist Veganismus mehr als nur eine Ernährungsform. Er beeinflusst das ganze Leben. Nachhaltigkeit, Tierschutz und eine ökologische und umweltgerechte Lebensweise gehören dazu.

Noch ein paar praktische Tipps für den Alltag

Zum Schluss gibt es noch ein paar allgemeine Tipps und Antworten zu Fragen, die viele Einsteiger und vegan lebende Menschen haben. Zum Beispiel: Sind Ausnahmen erlaubt? Schadet die vegane Ernährung, wenn sie langfristig durchgeführt wird? Wie lassen sich Hürden und Herausforderungen bei der Umstellung auf vegan meistern? Worauf kommt es beim Lagern von Gemüse und Obst an? Und wie geht man am besten mit Kritik aus dem Umfeld um?

Sind Ausnahmen bei der veganen Ernährung erlaubt?

Vielen Menschen fällt der dauerhafte Verzicht oder bereits die Idee, auf Fleisch, Eier oder Milch verzichten zu müssen, schwer. Sie fragen sich, ob in der veganen Ernährung Ausnahmen erlaubt sind. Ganz streng lebende Veganer werden wahrscheinlich Nein sagen. Doch in diesem Buch geht es nicht darum, dogmatisch zu sein oder Menschen zu kritisieren, die sich eine Ausnahme gönnen. Schon gar nicht sollte man sich selbst bestrafen, wenn man rückfällig wird und einmal etwas Tierisches isst. Das kann jedem passieren. Auch kommt es immer wieder mal vor, dass man spontan bei jemandem eingeladen ist, der kein veganes Gericht vorbereitet hat. Oder plötzlich ist die Lust auf den Salat mit Joghurtdressing, das Mousse au Chocolat oder die

Pilzrahmsoße mit Schweinelendchen groß. Sich in solchen oder ähnlichen Situationen eine Ausnahme zu erlauben, ist nicht verboten. Man „kann", aber man „muss" sich nicht komplett vegan ernähren. Wer sich der Massentierhaltung und dem Tiermissbrauch bewusst ist und deshalb weitestgehend auf Fleisch, Eier und Milch verzichtet, tut schon viel Gutes. Die Entscheidung, komplett auf tierische Produkte zu verzichten oder nicht, ist immer individuell. Jeder legt den Veganismus für sich selbst aus. Es gibt keinen Zwang. Wie streng die vegane Ernährung durchgeführt wird, bleibt jedem selbst überlassen.

Zum Beispiel kann die vegane Ernährung mit vegetarischer Ernährung kombiniert werden, wenn man nicht ganz auf Eier und Käse verzichten will oder das Gefühl hat, nicht genug Nährstoffe zu erhalten. Die Entscheidung, ab und zu Tierprodukte zu essen, sollte aber bewusst erfolgen. Wenn dem nicht der Fall ist, kommen schnell Schuldgefühle auf, was wiederum zu einem Motivationsverlust führt. Im schlimmsten Fall wird in alte Essgewohnheiten zurückgefallen. Auch sollten es nicht zu viele Ausnahmen sein. Denn die vegane Ernährung verliert sonst ihre positiven Effekte auf die Gesundheit.

- Für die einen kommt nur eine strikte vegane Ernährung infrage. Andere wiederum halten die Ernährungsumstellung besser durch, wenn sie weniger rigoros sind und ab und zu mal eine Ausnahme machen dürfen.
- Ausnahmen sollten dennoch klar definiert sein.
- Grundsätzlich können erlaubte Ausnahmen die Umstellung und den Weg zu einer langfristigen pflanzlichen Ernährung deutlich erleichtern.

Flexibel bleiben ist das Stichwort

Im Zusammenhang mit Ausnahmen sollten Veganer, vor allem Einsteiger der pflanzlichen Ernährung, flexibel bleiben und sich nicht zu sehr selbst unter Druck setzen. Mal schwach zu werden, ist in Ordnung, solange dies nicht dazu führt, wieder in die alten

Essensgewohnheiten abzurutschen. Einsteiger sollten zudem dort beginnen, wo es am einfachsten ist. Im Laufe der Zeit werden alte Gewohnheiten und die Lust auf tierische Produkte von alleine verschwinden. Neben der Ernährung umfasst der Veganismus auch andere Lebensbereiche (Kleidung, Schuhe, Einrichtung etc.). In diesen Bereichen ist eine strenge Auslegung kaum zu schaffen. Das ist aber auch nicht weiter schlimm. Bereits kleine Änderungen im Alltag und bewusste Veränderungen im Konsumverhalten haben auf Dauer einen großen Effekt.

- Veganer sollten keine zu hohen Ansprüche an sich selbst und die Umwelt stellen. Daran kann man leicht scheitern.
- Die Entscheidung, sich nicht komplett vegan zu ernähren, ist durchaus in Ordnung.
- „Ganz oder gar nicht"-Denken ist negativ.
- Ausnahmen darf jeder selbst bestimmen.

Innerhalb des Veganismus gibt es Menschen, die sich nicht konsequent vegan ernähren und sich in verschiedene Untergruppen einteilen lassen. So gibt es Flexitarier, die den Konsum von tierischen Produkten verringern oder zu einem bestimmten Anlass dazu greifen. Die sogenannten Halbzeitveganer sind Menschen, die sich zu einem Duo zusammengeschlossen haben, und halb-halb leben. Des Weiteren haben sich 17-Uhr-Veganer herausgebildet. Sie ernähren sich bis 17 Uhr streng pflanzlich. Erst am Abend erlauben sie sich gelegentlich eine Ausnahme, zum Beispiel, wenn sie eingeladen werden oder mit Freunden essen gehen. Außerdem gibt es Veganer, die nur zu Hause pflanzliche Kost essen, sich unterwegs wie zum Beispiel im Urlaub jedoch vegetarisch ernähren oder anpassen. Und zum Schluss sollen auch die AVAPs nicht vergessen werden. Die Abkürzung bedeutet „As Vegan As Possible"!

As Vegan as Possible – dieses Motto der veganen Ernährung ermöglicht Flexibilität und erleichtert die Ernährungsumstellung. Wann immer man kann, lebt man vegan. Wenn es mal nicht klappt, ist das nicht weiter schlimm.

Obst und Gemüse richtig lagern

Obst und Gemüse sollten richtig gelagert werden, damit es zu keinen großen Nährstoffverlusten kommt. Eine gute Lagerung verbessert zudem die Haltbarkeit. Dies umzusetzen, ist kinderleicht.

- Gemüse und Obst sollten am besten unter Lichtausschluss und bei null bis zwei Grad Celsius gelagert werden.
- Kälteempfindliches Obst und Gemüse wie Gurken, Auberginen, Tomaten, Südfrüchte und Kartoffeln sollten bei fünf und zehn Grad Celsius gelagert werden.
- tiefgefrorenes Obst und Gemüse luftdicht verpackt lagern
- Kohl immer extra lagern, denn anderes Gemüse verkürzt die Haltbarkeit von Kohl.
- Champignons und andere frische Pilze stets locker in einer Papiertüte oder einer Packung im Kühlschrank aufbewahren. Nicht mit Verkaufsfolie lagern.
- Pflaumen und Zwetschgen verströmen Ethylengas. Dieses lässt anderes Obst und Gemüse schneller reifen. Sie sollten deshalb mit Abstand oder separat gelagert werden.
- Äpfel bleiben im Kühlschrank über Wochen frisch und knackig.
- Kräuter lose in einer Plastikdose oder einem Beutel im Kühlen lagern
- Karotten, Rote Bete und Radieschen bleiben länger frisch, wenn das Laub entfernt wird.
- Pastinaken halten sich am längsten, wenn sie in eine Schüssel oder Kiste mit feuchtem Sand gegeben und an einem kühlen Ort gelagert werden.
- Zwiebeln keimen schneller bei Licht. Auch sie gilt es, im Dunkeln und Kühlen zu lagern.
- Vor dem Verzehr von Obst und Gemüse sollten tatsächlich nur die Bestandteile entfernt werden, die nicht gegessen werden können.
- Gemüse erst waschen, dann zerkleinern
- Salat eine Zeit lang im Wasser liegen lassen

- direkt nach dem Schneiden von Obst und Gemüse mit dem Kochen oder dem Verzehren beginnen, denn aufgeschnittenes Obst und Gemüse verlieren Nährstoffe
- Um von allen Ballast- und Nährstoffen zu profitieren, sollte bei Obst und Gemüse immer die Schale mitgegessen werden (soweit das möglich ist).
- Gemüse sollte bevorzugt gedünstet oder gedämpft werden.
- Gemüse erst in kochendes Wasser geben und nicht ins kalte Wasser und dann zum Kochen bringen.
- Zur Vermeidung von Lebensmittelverschwendung kann sehr reifes Obst und Gemüse in einem Dörrgerät entwässert werden. Es bleibt danach lange haltbar.

Souverän mit Vorurteilen und Kritik aus dem Umfeld umgehen

Wer sich für die vegane Ernährung entscheidet, muss lernen, mit Kritik und Vorurteilen umzugehen. Denn auch heute noch ranken sich viele falsche Wahrheiten um die pflanzliche Ernährung. Zwar hat sich das negative Bild gegenüber Veganern schon verbessert, doch viele Fleischesser fühlen sich von Veganern kritisiert. Oder es plagt sie das schlechte Gewissen, weshalb sie sich mit schlechten Argumenten zur Wehr setzen und auf Angriff gehen. Toleranz ist hier das Stichwort, denn sonst enden die Diskussionen nur in Streit und Auseinandersetzungen. Wer sich als Veganer unverstanden fühlt, muss natürlich nicht gleich das Thema der veganen Ernährung ausklammern. Zu seiner Entscheidung sollte man schon stehen. Aber man kann sich mit Toleranz begegnen. Wenn typische Sprüche kommen wie „Wo sollen wir denn dann essen gehen, wenn du eh nichts essen kannst" oder „Veganer, das sieht man dir auch an" heißt es, gelassen zu bleiben. Sollte eine ruhige und sachliche Erklärung nicht funktionieren, dann ist es sinnvoll, die Diskussion um das Thema mit einer eingeübten Formulierung zu beenden. Ganz nach dem Motto: „Ich respektiere dich und du respektierst mich, auch wenn wir nicht einer Meinung sind." Ein

Satz wie „Ok, kann ich verstehen, wenn du das so siehst, aber ich habe mich eben dazu entschieden" hilft meistens schon. Und als Veganer den Fleischessern in Sachen Toleranz einen Schritt voraus zu sein, verändert auch vieles auf der Gegenseite.

- Veganer sollten sinnlos erscheinende Diskussionen gleich im Keim ersticken. Pragmatismus ist hier die beste Lösung.
- Belehrungen oder Besserwisserei sind nicht nötig. Fleischesser wissen ganz genau, dass Tiere für ihr Fleisch sterben müssen, dass durch Massentierhaltung und Fleischproduktion die Umwelt zerstört wird und dass der Fleischverzehr ihnen nicht guttut. Sie wollen es nur verdrängen.
- Bei Kritik einfach an die vielen Vorteile denken, die eine bewusste Entscheidung für ein veganes Leben mit sich bringt, und das Gegenüber nett anlächeln.
- Hilfreich ist es auch, dem Umfeld Zeit zu geben, sodass es die Vorurteile in Ruhe überwinden kann.
- Wenn klärende Worte nicht helfen und auch das Ziehen von persönlichen Grenzen nicht fruchtet, sollte man von den betreffenden Personen Abstand nehmen.
- Wer in einer schwierigen Lage ist oder sich einfach mal über die Kritik und Vorurteile mit anderen austauschen will, kann den Kontakt zu Gleichgesinnten suchen. Sie stellen eine große Hilfe dar und haben auch wertvolle Tipps für den Umgang mit Kritikern.

Kritik und Vorurteile entstehen in der Regel durch Unwissenheit oder aus Scham. Oft meinen es die Freunde und Familie nur gut mit einem. Wer ihnen zeigt, dass man sich über die vegane Ernährung ausführlich informiert hat und weiß, was man tut, kann ihnen Ängste nehmen und Kritiken entkräften. Fragen (wie logisch oder unlogisch diese auch sein mögen) sollten immer sachlich und kompetent beantwortet werden. Die Familie und das Umfeld werden die eigene Entscheidung für eine vegane Lebensweise irgendwann akzeptieren. Oft ist die Bitte nach Unterstützung der beste Weg. Wer dabei entspannt, aber standhaft bleibt, wird dafür sorgen, dass sie einen dafür nicht mehr verspotten.

Vegane Food-Blogs für leckere Rezepte

In diesem Kapitel geht es nicht darum, vegane Rezepte vorzustellen. Denn diese sind genauso vielfältig wie die Geschmäcker. Aber dafür werden die besten veganen Food-Blogs mit riesigen und abwechslungsreichen Rezeptdatenbanken vorgestellt. Und das sind auch nicht irgendwelche Kochbuch-Rezepte, sondern liebevoll kreierte hochwertige vegane Rezepte von Kreativ- und Starköchen. Sie werden den veganen Alltag in vieler Hinsicht bereichern. Von Rezepten für eilige Köche über Liebhaber der regionalen Küche bis hin zu Globetrottern und Geschmacksabenteurern, die Auswahl ist sehr vielfältig. Selbst für Veganer, die Fertiggerichte lieben und diese gerne zu Hause nachkochen möchten oder für Anfänger, die sich zuerst an leichte vegane Rezepte wagen wollen, findet sich hier der richtige Rezept-Blog. Und auch diejenigen unter den Lesern, die auf der Suche nach großartigen Nachspeisen und Kuchenrezepten sind, werden in diesem Kapitel fündig.

Übrigens: Die meisten Blogs und Rezeptseiten sind mit ausführlichen Beschreibungen und Schritt-für-Schritt-Anleitungen, Fotos und Video-Instruktionen versehen, sodass das Nachkochen problemlos gelingt. Viel Spaß!

Für eilige Köche, Familien und Vegan-Einsteiger:

Den Anfang macht der Food-Blog **veganheaven.de**. Er wurde von der zweifachen Mama Sina ins Leben gerufen und beinhaltet einfache, vegane Rezepte für die ganze Familie. Vor allem für Mütter und Väter, die einen stressigen Alltag haben, ist dieser Blog ideal. Schön ist auch, dass die Autorin, die selbst erst vor ein paar Jahren Veganerin wurde, von ihren Erfahrungen als Neuveganerin berichtet und auch den einen oder anderen Tipp verrät. Die köstlichen, einfachen und gesunden Rezepte richten sich an Familien, denen nur wenig Zeit zum Kochen bleibt. Die meisten Gerichte sind in weniger als 30 Minuten fertig und wurden alle von der Gymnasiallehrerin selbst kreiert. Sie zeigt, dass eine gesunde vegane Küche weder kostenintensiv noch zeitintensiv sein muss.

Simply-vegan.org ist wohl der bekannteste deutsche Vegan-Blog. Gegründet wurde er im Jahr 2012 von zwei ehemaligen Designstudenten, die beide vegan leben. Sie wollten einen Blog erstellen, der nicht nur alltagstaugliche Rezepte enthält, sondern auch über Nachhaltigkeit berichtet und andere Aspekte des veganen Lebens beschreibt. Mittlerweile sind die veganen Rezepte von simply-vegan.org so bekannt, dass bereits mehrere Kochbücher dazu im Handel erhältlich sind. Und natürlich veröffentlichen die beiden Designer weiterhin alltagstaugliche Rezepte für jedermann. Die Auswahl ist gigantisch und vielseitig. Keines der dort vorgestellten Rezepte ist schwierig oder aufwendig zu kochen. Sie lassen sich alle schnell und einfach zubereiten. Dies erleichtert auch Vegan-Neulingen den Einstieg. **Für Veganer mit kleinem Geldbeutel noch ein toller Hinweis**: Die beiden Autoren konzentrieren sich ausschließlich auf Rezepte mit Zutaten, die sich im normalen Supermarkt oder Bioladen finden lassen.

Für Geschmackvolle & Genuss-Götter

Wer unglaublich raffinierte und leckere vegane Rezepte nachkochen möchte, welche die Gäste und die Familie zum Staunen bringen, der ist bei eat-this.org genau richtig. Der mehrfach mit Preisen ausgezeichnete Blog bringt auf jeden Fall Abwechslung in den veganen Alltag. Denn die beiden Autoren können unglaublich gut, und vor allem kreativ kochen. Die Rezepte sind nicht immer ganz einfach. Aber das soll auch so sein. Denn die Besonderheit steckt im Außergewöhnlichen: *Blätterteig-Canapés mit karamellisierten Zwiebeln und Thymian* oder *Grünkernrisotto mit gebratenen Kräuterseitlingen und Radicchio* oder *vegane Wan-Tan-Suppe* sind nur einige Beispiele. Dennoch, auch Veganer, die eher Basics kochen möchten, werden bei eat-this.org fündig. Rezepte für selbstgemachte *vegane Lasagne, veganes Schnitzel* oder *Hummus* sind auf diesem Blog ebenfalls vorhanden. Des Weiteren können auf dem Gourmet-Blog viele Tipps und Handgriffe in den Ratgebern nachgelesen werden, die Hobbyköchen so einiges in der Küche erleichtern. Auch haben die Autoren schon mehrere Kochbücher herausgebracht.

Für Liebhaber von klassischer Hausmannskost & Fertiggerichten

Die zwei Bloggerinnen aus Berlin, Isa und Julia, die bereits für den Blog *Mit Vergnügen* gearbeitet haben, gründeten einen ganz speziellen veganen Food-Blog. Denn bei *Zucker & Jagdwurst* dreht sich alles um Hausmannskost aus der klassischen, gutbürgerlichen deutschen Küche. Sprich, dass was Fleischesser in der Gaststätte lieben, lässt sich in veganer Form problemlos zu Hause nachkochen. Neben Rezepten wie *Germknödel mit Pflaumen, schwäbischer Flädlesuppe, Kartoffelpuffer* oder *Piroggen mit Sauerkraut* finden sich auch viele Rezepte für selbstgemachte Fertiggerichte, wie Rezepte für eine selbstgemachte *Tiefkühlpizza, veganen Schnittkäse, vegane Fischstäbchen für Kinder* oder *Bistro-Baguette*. Die meisten Rezepte sind in kurzer Zeit und mit wenig Aufwand zubereitet. Besonders toll an diesem Blog ist: Hausmannskost, bei der man denkt, dass sie eigentlich nicht in einer veganen Alternative zubereitbar ist, findet sich dort in großer Anzahl. Wer zuckerjagdwurst.com durchscrollt, wird erstaunt sein, welche Gerichte sich alle in veganer Variante kochen lassen.

Für Liebhaber regionaler Küche & Zero Food Waste

Die Köchin, Autorin und Aktivistin Sophia Hoffmann veröffentlicht auf sophiahoffmann.com seit über 10 Jahren ihre farbenfrohen Rezepte. Die Berlinerin, die bald ihr erstes Restaurant eröffnen wird, setzt sich für Umweltschutz und Nachhaltigkeit ein und präsentiert deshalb Rezepte, die Zero Waste zum Motto in der Küche machen. Auf dem Blog finden sich viele traditionelle bayerische Rezepte. Aber auch weitere Kreativ-Rezepte aus anderen Teilen der Welt sind dort zu finden. Zudem nimmt die Köchin Rücksicht auf Menschen mit Glutenunverträglichkeit, hierfür hat sie spezielle vegane Rezepte parat. Für alle, die nicht nur Rezepte nachlesen möchten, sondern auch auf der Suche nach Podcasts und Videos sind, werden bei Sophia Hoffmann ebenfalls fündig. Die Autorin bietet auf ihrer Webseite sogar eine *Zero Waste Vegan Masterclass* an. Die Online-Kochschule kann von jedem besucht werden. Und wem das noch nicht reicht: Sophia Hoffmann hat auch schon mehrere Kochbücher veröffentlicht, die im Handel sowie über ihre Webseite erhältlich sind.

Die aus den Medien bekannte TV-Köchin Stina Spiegelberg, die auch ein veganer Coach ist und über 8 Kochbücher veröffentlicht hat, präsentiert auf ihrem Blog inspirierende pflanzliche Rezepte, die sich auf die regionale Küche spezialisieren. Sie benutzt dabei nur saisonale Zutaten, die aus der Umgebung stammen, sodass der CO_2-Fußabdruck möglichst klein gehalten wird. Die Rezepte sehen unglaublich exquisit und kompliziert aus, lassen sich aber sehr einfach zubereiten. Das Auge isst bei ihren Kreationen immer mit! Alleine die Bilder machen bereits Appetit. Auch Stina Spiegelberg bietet auf stinaspiegelberg.com Masterclasses, bunte Kochvideos sowie eine Online-Backschule an.

Für Globetrotter & Liebhaber exotischer Gerichte

Der Amerikaner Justin P. Moore hat auf lotusartischoke.com einen Food-Blog für Veganer kreiert, der Rezepte aus der ganzen Welt beinhaltet. Der seit 1992 vegan lebende Blogger und Übersetzer lässt sich auf seinen vielen Reisen inspirieren und teilt nicht nur Geschichten, sondern eben auch köstliche Rezepte aus Mexiko, Indien, Äthiopien, Malaysia und vielen anderen exotischen Ländern. Viele der Rezepte sind zudem in seinen veganen Kochbüchern veröffentlicht. Der Blog ist derzeit nur in englischer Sprache verfasst. Aber die Rezepte sind nach Regionen unterteilt, sodass vegane Hobbyköche sich ein Themenmenü zusammenstellen können.

Ein weiterer veganer Blog für internationale vegane Köstlichkeiten ist dailyvegan.de von dem Koch Sean Moxi. Der angesagte und coole Koch stellt auf seiner Webseite tolle vegane Rezepte vor. Über 700 verschiedene Rezepte sind es bereits. Darunter finden sich viele ausgefallene, international inspirierte Kochideen, wie *selbstgemachte asiatische Nudeln, japanischer Knöterich* oder *Goldhirsepfanne mit Löwenzahn*. Er selbst bezeichnet sich als unkommerzieller Koch für köstliche vegane Rezepte. Großartig sind die vielen Fotos und Videos auf dem Blog. Die Suche in der Datenbank gestaltet sich einfach. Denn Sean Moxi hat seine Rezepte in Kategorien unterteilt. Egal, ob ausgefallene Süßspeisen oder komplette Menükreationen, Feinschmecker werden hier fündig. Übrigens: Die Rezepte des gelernten Kochs orientieren sich am Saisonkalender.

Weitere Rezept-Blogs für Veganer:

https://biancazapatka.com/de/ - tolle Nachspeisen & Süßspeisenrezepte

https://kleinstadthippie.de/ - lustige Rezeptideen für Veganer

https://www.herrgruenkocht.de/ - vegane Rezepte für Kinder und spezielle Rezepte, die Kinder einfach zubereiten können

https://veganmom.de/ - kreative Rezepte für vegane Familien

https://veganewunder.de/ - vegane Rezepte mit Video-Anleitungen auf YouTube

https://www.instagram.com/heavenlynnhealthy/ - ganzheitliche vegane Ernährung

https://www.instagram.com/brotschwester/ - Blog für selbstgemachtes Brot

Schlusswort

Veganismus ist gesundheitsfördernd und vollwertig und hat viele Vorteile. Das belegen auch die vielen Studien, die in dem Buch zitiert wurden. Wer sich abwechslungsreich ernährt, muss bei einer pflanzlichen Ernährung keinen Mangel befürchten. Außer dem Vitamin B12 kommen eigentlich keine Nährstoffe zu kurz. Das heißt, die vegane Ernährung sorgt für eine optimale Versorgung aller notwendigen Nährstoffe. Zudem eignet sie sich zur Prävention zahlreicher Krankheiten und zur Krebsvorbeugung. Bei bereits vorhandenen Krankheiten hat Veganismus außerdem das Potenzial, die Heilung zu unterstützen.

Wer sich für die vegane Ernährung entscheidet, entschließt sich für eine nachhaltige, tierfreundliche und ökologische Lebensform. Der Verzicht von tierischen Produkten aufgrund von Massentierhaltung, Fleischskandalen und miserablen Zuständen bei der Aufzucht sind nur einer von vielen Gründen, die für eine vegane Ernährung sprechen. Im Gegensatz zu anderen Ernährungsformen hat der Veganismus den Vorteil, dass er sich für alle Menschen jeden Alters eignet. Auch Schwangere und Kinder können sich vegan ernähren.

Wer vegan lebt, verbraucht weniger natürliche Ressourcen, lebt umweltfreundlicher und gesünder und profitiert von einem verringerten Risiko, an bestimmten Krankheiten zu leiden. Zudem profitieren Figur und Gewicht von der pflanzlichen Kost.

Mit einer guten Planung und Organisation, abwechslungsreichen Gerichten und Grundkenntnissen über Vitamine und Nährstoffe lässt sich die Ernährungsumstellung problemlos meistern. Dank des großflächigen Angebots an pflanzlichen Lebensmitteln und Alternativprodukten haben vegan lebende Menschen viele Optionen für schmackhafte und gesunde Kreativgerichte.

Veganismus hat gute Chancen, zu einer der wichtigsten Ernährungsformen der Zukunft zu werden. Er löst zwar nicht alle Probleme, ist aber deutlich ressourcenschonender als Mischkost. Zudem ist Veganismus ein gutes Beispiel dafür, dass es über die Ernährung möglich ist, sich für Umwelt- und Tierschutz sowie die Gesundheit des Planeten einzusetzen.

Quellen und weiterführende Literatur

A Fletcher, J. (2012). The Second Meal Effect and Its Influence on Glycemia. *Journal of Nutritional Disorders & Therapy*, *02*(01). https://doi.org/10.4172/2161-0509.1000108

Appleby, P. N., Thorogood, M., Mann, J. I., & Key, T. J. (1999). The Oxford Vegetarian Study: an overview. *The American Journal of Clinical Nutrition*, *70*(3), 525s–531s. https://doi.org/10.1093/ajcn/70.3.525s

Aune, D., Keum, N., Giovannucci, E., Fadnes, L. T., Boffetta, P., Greenwood, D. C., Tonstad, S., Vatten, L. J., Riboli, E., & Norat, T. (2016). Whole grain consumption and risk of cardiovascular disease, cancer, and all cause and cause specific mortality: systematic review and dose-response meta-analysis of prospective studies. *BMJ*, i2716. https://doi.org/10.1136/bmj.i2716

Beezhold, B. L., & Johnston, C. S. (2012). Restriction of meat, fish, and poultry in omnivores improves mood: A pilot randomized controlled trial. *Nutrition Journal*, *11*(1). https://doi.org/10.1186/1475-2891-11-9

Bertoia, M. L., Mukamal, K. J., Cahill, L. E., Hou, T., Ludwig, D. S., Mozaffarian, D., Willett, W. C., Hu, F. B., & Rimm, E. B. (2016). Correction: Changes in Intake of Fruits and Vegetables and Weight Change in United States Men and Women Followed for Up to 24 Years: Analysis from Three Prospective Cohort Studies. *PLOS Medicine, 13*(1), e1001956. https://doi.org/10.1371/journal.pmed.1001956

Boivin, D., Lamy, S., Lord-Dufour, S., Jackson, J., Beaulieu, E., Côté, M., Moghrabi, A., Barrette, S., Gingras, D., & Béliveau, R. (2009). Antiproliferative and antioxidant activities of common vegetables: A comparative study. *Food Chemistry, 112*(2), 374–380. https://doi.org/10.1016/j.foodchem.2008.05.084

Brennan, A. M., Sweeney, L. L., Liu, X., & Mantzoros, C. S. (2010). Walnut Consumption Increases Satiation but Has No Effect on Insulin Resistance or the Metabolic Profile Over a 4-day Period. *Obesity, 18*(6), 1176–1182. https://doi.org/10.1038/oby.2009.409

Campbell, T. M., & Campbell, T. C. (2015). *China Study: Pflanzenbasierte Ernährung und ihre wissenschaftliche Begründung*. Verlag Systemische Medizin.

Carter, J. P., Furman, T., & Hutcheson, H. R. (1987). Preeclampsia and Reproductive Performance in a Community of Vegans. *Southern Medical Journal, 80*(6), 692–697. https://doi.org/10.1097/00007611-198706000-00007

Chanchlani, N., & Russell, E. (2013). Fruit consumption and risk of type 2 diabetes: results from three prospective longitudinal cohort studies. *BMJ*, f6397. https://doi.org/10.1136/sbmj.f6397

Cheng, P. F., Chen, J. J., Zhou, X. Y., Ren, Y. F., Huang, W., Zhou, J. J., & Xie, P. (2015). Do soy isoflavones improve cognitive function in postmenopausal women? A meta-analysis. *Menopause, 22*(2), 198–206. https://doi.org/10.1097/gme.0000000000000290

Diehl, M. (2001). *Auch Fleischesser können an Vitamin-B12-Mangel leiden*. wissenschaft.de. http://www.wissenschaft.de/umwelt-natur/auch-fleischesser-koennen-an-vitamin-b12-mangel-leiden/

Eick, B. (2021). *Vegane Ernährung für Kinder: Wie geht es richtig? Tipps & Infos*. PETA Deutschland. https://www.peta.de/veganleben/vegane-ernaehrung-kinder/

Farmer, B., Larson, B. T., Fulgoni, V. L., Rainville, A. J., & Liepa, G. U. (2011). A Vegetarian Dietary Pattern as a Nutrient-Dense Approach to Weight Management: An Analysis of the National Health and Nutrition Examination Survey 1999–2004. *Journal of the American Dietetic Association*, *111*(6), 819–827. https://doi.org/10.1016/j.jada.2011.03.012

Fuhrman, J. (2017). *ANDI Scores*. Dr. Fuhrman. https://www.drfuhrman.com/content-image.ashx?id=73gjzcgyvqi-9qywfg7055r

Holleman, J. (2014). *USC study finds vegan diet most effective at weight loss*. The State. https://www.thestate.com/news/local/article13910195.html

Jobverde.de. (2021). *Veganer und Vegetarier Jobs | von Tierschutz bis Vegetarierbund*. https://www.jobverde.de/karriereinfo/Veganer-und-Vegetarier-Jobs

Kastner, T., Rivas, M. J. I., Koch, W., & Nonhebel, S. (2012). Global changes in diets and the consequences for land requirements for food. *Proceedings of the National Academy of Sciences*, *109*(18), 6868–6872. https://doi.org/10.1073/pnas.1117054109

Kelishadi, R., Mansourian, M., & Heidari-Beni, M. (2014). Association of fructose consumption and components of metabolic syndrome in human studies: A systematic review and meta-analysis. *Nutrition*, *30*(5), 503–510. https://doi.org/10.1016/j.nut.2013.08.014

Keller, M. (2016). *Vegan und vegetarisch: Die Gesundheit profitiert*. UGB. https://www.ugb.de/vollwert-ernaehrung/vegane-ernaehrung-gesundheit/druckansicht.pdf

Klose, C., & Arendt, E. K. (2012). Proteins in Oats; their Synthesis and Changes during Germination: A Review. *Critical Reviews in Food Science and Nutrition, 52*(7), 629–639. https://doi.org/10.1080/10408398.2010.504902

Koerber, K. W., Männle, T., Leitzmann, C., & von Koerber, K. W. (2004). *Vollwert-Ernährung*. Haug.

Koh. (2003). *Vegetarier leben länger*. Dkfz. https://www.dkfz.de/de/presse/pressemitteilungen/2003/dkfz_pm_03_12.php

Krebsinformationsdienst, Deutsches Krebsforschungszentrum. (2017). *Lebensstil und Krebsrisiko*. https://www.krebsinformationsdienst.de/vorbeugung/krebs-vorbeugen/lebensstil.php

Leicht, C. (2013). *Vegetarische Ernährung und Krebs*. Technische Universität München. https://www.tumorzentrum-muenchen.de/fileadmin/Downloads/Patientenseite/Patiententag/Patiententag_2013/Leicht_Hauner_Vegetarische_Ernaehrung.pdf

Leitzmann, C., Hahn, A., & Keller, M. (2010). *Vegetarische Ernährung*. Ulmer.

Leitzmann, C., Keller, M., & Hahn, A. (2001). *Vegetarismus. Grundlagen, Vorteile, Risiken*. C.H.Beck.

Lim, S. S., Vos, T., Flaxman, A. D., Danaei, G., Shibuya, K., Adair-Rohani, H., AlMazroa, M. A., Amann, M., Anderson, H. R., Andrews, K. G., Aryee, M., Atkinson, C., Bacchus, L. J., Bahalim, A. N., Balakrishnan, K., Balmes, J., Barker-Collo, S., Baxter, A., Bell, M. L., . . . Ezzati, M. (2012). A comparative risk assessment of burden of disease and injury attributable to 67 risk factors and risk factor clusters in 21 regions, 1990–2010: a systematic analysis for the Global Burden of Disease Study 2010. *The Lancet, 380*(9859), 2224–2260. https://doi.org/10.1016/s0140-6736(12)61766-8

Max Rubner Institut. (2008). *Nationale Verkehrsstudie II*. https://www.mri.bund.de/fileadmin/MRI/Institute/EV/NVSII_Abschlussbericht_Teil_2.pdf

Natoli, S. (2007). *A review of the evidence: nuts and body weight.* PubMed. https://pubmed.ncbi.nlm.nih.gov/18042516/

Oldways Whole Grains Council. (2017). *Summary of Recent Research on Whole Grains and Health.* https://wholegrainscouncil.org/sites/default/files/atoms/files/2017WGC_ResearchReport.pdf

Ornish, D. (1995). *Dr. Dean Ornish's Program for Reversing Heart Disease: The Only System Scientifically Proven to Reverse Heart Disease Without Drugs or Surgery.* Ivy Books.

PeTA. (2019). *Neue Studie: Konsum von Milchprodukten erhöht Prostatakrebs-Risiko.* PeTA. https://www.peta.de/neuigkeiten/studie-milch-prostatakrebs/#:%7E:text=Das%20Ergebnis:%20Ein%20hoher%20Verzehr,verminderten%20Risiko%20der%20Erkrankung%20einher.

PETA Deutschland. (2006). *Studie über den Gesundheitszustand vegetarisch ernährter Hunde.* https://www.peta.de/themen/studievegetarischehunde/

Pflanzenforschung.de. (2019). *No brain, no pain.* https://www.pflanzenforschung.de/de/pflanzenwissen/journal/no-brain-no-pain-darum-haben pflanzen kein bewusstsein-11080

Piccoli, G., Clari, R., Vigotti, F., Leone, F., Attini, R., Cabiddu, G., Mauro, G., Castelluccia, N., Colombi, N., Capizzi, I., Pani, A., Todros, T., & Avagnina, P. (2015). Vegan-vegetarian diets in pregnancy: danger or panacea? A systematic narrative review. *BJOG: An International Journal of Obstetrics & Gynaecology, 122*(5), 623–633. https://doi.org/10.1111/1471-0528.13280

ProVeg Deutschland. (2020). *Vegan-Trend: Zahlen und Fakten zum Veggie-Markt.* https://proveg.com/de/pflanzlicher-lebensstil/vegan-trend-zahlen-und-fakten-zum-veggie-markt/

Rehberg, C. (2021). *Vegane Ernährung stoppt Risikofaktoren für Krebs.* Zentrum der Gesundheit. https://www.zentrum-der-gesundheit.de/krankheiten/krebserkrankungen/ernaehrungs-tipps-bei-krebs/vegane-ernaehrung-bei-krebs

Rittenau, N. (2018). *Vegan-Klischee ade!: Wissenschaftliche Antworten auf kritische Fragen zu veganer Ernährung*. Ventil Verlag.

Spencer, E. A., Appleby, P. N., Davey, G. K., & Key, T. J. (2003). Diet and body mass index in 38 000 EPIC-Oxford meat-eaters, fish-eaters, vegetarians and vegans. *International Journal of Obesity*, *27*(6), 728–734. https://doi.org/10.1038/sj.ijo.0802300

Thompson, L. U., Chen, J. M., Li, T., Strasser-Weippl, K., & Goss, P. E. (2005). Dietary Flaxseed Alters Tumor Biological Markers in Postmenopausal Breast Cancer. *Clinical Cancer Research*, *11*(10), 3828–3835. https://doi.org/10.1158/1078-0432.ccr-04-2326

Tonstad, S., Butler, T., Yan, R., & Fraser, G. E. (2009). Type of Vegetarian Diet, Body Weight, and Prevalence of Type 2 Diabetes. *Diabetes Care*, *32*(5), 791–796. https://doi.org/10.2337/dc08-1886

VeganBlatt. (2021). *Vegane & veganfreundliche Ärzte in Deutschland*. https://www.veganblatt.com/vegane-aerzte-deutschland

Vegane Ernährung. DGE. https://www.dge.de/wissenschaft/weitere-publikationen/dge-position/vegane-ernaehrung/?L=0

Verbraucherzentrale Hamburg. (2014). *Vegan: Herkunft von Sojabohnen | Verbraucherzentrale Hamburg*. https://www.vzhh.de/media/607

Verbraucherzentrale.de. (2020). *WHO: Verarbeitetes Fleisch krebserregend?* https://www.verbraucherzentrale.de/wissen/lebensmittel/lebensmittelproduktion/who-verarbeitetes-fleisch-krebserregend-12300#:%7E:text=Mit%20gesch%C3%A4tzt%2034.000%20F%C3%A4llen%20weltweit,%22wahrscheinlich%20krebserregend%22%20-%20eingestuft.

Weltgesundheitsorganisation. (2011). *Krebs und schlechte Ernährung sind miteinander verknüpft.* https://www.euro.who.int/de/health-topics/noncommunicable-diseases/cancer/news/news/2011/02/cancer-linked-with-poor-nutrition

Wolfe, K. L., Kang, X., He, X., Dong, M., Zhang, Q., & Liu, R. H. (2008). Cellular Antioxidant Activity of Common Fruits. *Journal of Agricultural and Food Chemistry, 56*(18), 8418–8426. https://doi.org/10.1021/jf801381y

Wolfram, G. (2001). *Referenzwerte für die Nährstoffzufuhr.* Spektrum.de. https://www.spektrum.de/lexikon/ernaehrung/referenzwerte-fuer-die-naehrstoffzufuhr/7743

Yang, T.K. Basu, B. Ooraikul, F. (2001). Studies on germination conditions and antioxidant contents of wheat grain. *International Journal of Food Sciences and Nutrition, 52*(4), 319–330. https://doi.org/10.1080/09637480120057567

Young, V. R., & Pellett, P. L. (1994). Plant proteins in relation to human protein and amino acid nutrition. *The American Journal of Clinical Nutrition, 59*(5), 1203S-1212S. https://doi.org/10.1093/ajcn/59.5.1203s

www.ingramcontent.com/pod-product-compliance
Lightning Source LLC
Chambersburg PA
CBHW071242070526
44583CB00017B/2292